LAS PERSONAS ADULTAS MAYORES EN COLOMBIA

Realidades y reflexiones alrededor
de su condición de salud

OLGA SUÁREZ LANDAZÁBAL
COMPILADORA

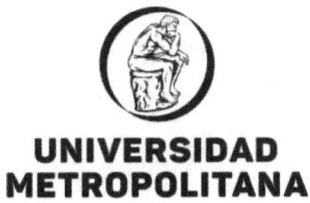

**UNIVERSIDAD
METROPOLITANA**

**GRUPO DE INVESTIGACIÓN EDUCACIÓN,
SALUD Y REHABILITACIÓN - EDUSAR
2020**

LAS PERSONAS ADULTAS MAYORES EN COLOMBIA

Realidades y reflexiones alrededor
de su condición de salud

Editor: Jecenia Vidal Martínez MD.

©2020, Copyright
ISBN 978-1-71656-717-9
e-ISBN 978-1-71659-394-9
Impreso en: EEUU
Editorial: LULU.COM
Contacto: Olgasula@gmail.com

Diagramación: Yoveris Solano Arrieta
Portada: Adaptada por Yoveris Solano Arrieta. Contenido No. 15620 y 263

HECHO DEPÓSITO LEGAL

Autores

Olga Suárez Landazábal. Fisioterapeuta. Gerontóloga. Magister en Investigación y Docencia Universitaria. Investigador de tiempo completo y líder del grupo de investigación Educación, Salud y Rehabilitación (EDUSAR), Universidad Metropolitana.
Email: olga.suarez@unimetro.edu.co, olgasula@gmail.com
ORCID: https://orcid.org/0000-0003-2650-8876

Mylene Rodríguez Leyton. Nutricionista- Dietista. Magíster en Administración, Énfasis Investigativo. Especialista en Administración de Servicios de Salud Pública. Docente investigador Programa de Nutrición y Dietética. Miembro del grupo de Alimentación y Comportamiento Humano, Universidad Metropolitana.
Email: myrodriguez@unimetro.edu.co
ORCID: https://orcid.org/0000-0002-5201-766X

Martha Silva Pertuz. Psicóloga. Terapeuta Familiar Sistémica. Especialista en Orientación Familiar. Magíster en Desarrollo Familiar. Doctora en Ciencias de la Educación. Investigadora Senior. Profesora Titular. Miembro del grupo de investigación de EDUSAR, Universidad Metropolitana.
Email: msilva@unimetro.edu.co, mespcontactos@gmail.com
ORCID: https://orcid.org/0000-0002-3779-8429

Ana María Erazo Coronado. Odontóloga (Universidad de Cartagena), Especialista en Endodoncia (Universidad Estadual de Campinas, Brasil). Especialista en Docencia Universitaria (Universidad Metropolitana). Doctor en Comunicación (Universidad del Norte).
Email: aerazo@unimetro.edu.co
ORCID: https://orcid.org/0000-0002-6696-4107

Felipe El Forzoli-Dau. Odontólogo (Universidad Metropolitana). Especialista en Rehabilitación Oral (Fundación Universitaria San Martín). Especialista en Docencia Universitaria y Magíster en Educación (Universidad Metropolitana).
Email: felforzoli@unimetro.edu.co
ORCID: https://orcid.org/0000-0003-4861-0126

Arturo Pedroza Pedroza. Economista (Universidad del Atlántico). Doctorando en Ciencias de la Educación (Universidad Simón Bolívar). Docente Investigador (Universidad Metropolitana). Miembro del grupo de investigación Centro de Estudios Psicológicos y Pedagógico y EDUSAR, Universidad Metropolitana.
Email: apedroza@unimetro.edu.co.
ORCID. https://orcid.org/0000-0001-5429-3476

Francis Araque Barboza. Socióloga y Doctora en Ciencias Humanas (Universidad del Zulia, Venezuela). Docente investigador de la Universidad Metropolitana. Miembro del grupo de investigación Centro de Estudios Psicológicos y Pedagógico y EDUSAR. Universidad Metropolitana.
Email: faraque@unimetro.edu.co
ORCID/ https://orcid.org/0000-0001-7420-520X

Comité Científico

YOLY LUZ YEPES CHARRIS

Fisioterapeuta, Universidad Metropolitana (Colombia). Magíster en Neurorehabilitación, Universidad Autónoma de Manizales (Colombia). Docente e investigadora grupo Cuidado Crítico y Rehabilitación Funcional de la Universidad Metropolitana (Colombia).

RINA DEL CARMEN DE LEÓN HERRERA

Trabajadora Social, Universidad de Cartagena (Colombia). Doctora en Análisis Regional, Universidad de Castilla La Mancha (España). Docente e investigadora de la Universidad de Cartagena (Colombia).

ALFREDO DE LA CRUZ VILLA

Odontólogo, Universidad Metropolitana, (Colombia). Especialista en Docencia Universitaria, Universidad Metropolitana, (Colombia). Magíster en Salud Pública, Universidad del Norte, (Colombia). Director del Programa de Odontología de la Universidad Metropolitana (Colombia).

ELISAMA ESTHER BELTRAN DE LA ROSA

Psicóloga, Universidad Metropolitana (Colombia). Doctora en Psicología Comportamiento y Cognición, Atlantic International University (EE.UU). Magíster en Psiconeuropsiquiatría y Rehabilitación, Universidad Metropolitana (Colombia). Magíster en Psicología en Intervención Familiar Columbus IBS-Aragón (España). Especialista en Salud Familiar Universidad del Norte (Colombia). Especialista en VIH, Asociación Colombiana de Infectología. Directora Programa de Psicología y docente investigador, grupo CEPUM, Universidad Metropolitana (Colombia).

ROCIO ESTHER POSADA VALENCIA
Nutricionista Dietista, Universidad Metropolitana (Colombia). Especialista en Docencia Universitaria, Universidad Metropolitana (Colombia). Magíster en Administración de Empresas e Innovación, Universidad Simón Bolívar (Colombia). Docente y Coordinadora de Autoevaluación del Programa de Nutrición y Dietética de la Universidad Metropolitana (Colombia).

Contenido

Prólogo

Olga Suárez Landazábal
Líder grupo de investigación EDUSAR

En la sociedad actual es evidente el envejecimiento demográfico, es decir, el aumento de forma significativa de los adultos mayores frente a las demás edades. Esta situación ha sido posible gracias a los avances tecnológicos, de la medicina, la nutrición, las medidas de higiene y los estilos de vida que han hecho evidente la longevidad del ser humano. Este envejecimiento demográfico ha incrementado de forma importante la esperanza de vida al nacer. Se ha calculado que la esperanza de vida a los 60 años es de 21 años para el caso de las Américas, donde además el 81% de las personas que nacen en esta región vivirán hasta los 60 años mientras que 42% de ellas sobrepasarán los 80 años de edad. (Organización Panamericana de la Salud, 2009).

En Colombia, se considera adulto mayor a aquella persona que cuenta con 60 años o más tal como lo plantea la ley 1315 de 2009 y las estadísticas aportadas por el Departamento Administrativo Nacional de Estadística, DANE muestran como este grupo poblacional ha venido en aumento. Para el año 2005, Colombia tenía 2.624.898 millones de adultos mayores que correspondían al 6,3% de la población total; para el año 2015, este porcentaje aumentó a un 10,8% (5,2 millones) y para el censo del 2018 llegó al 13,3% (6,4 millones). Para el año 2030 se estima que será un 18,3% y para el 2050 llegará a un 27,6% (Helpage international, 2015).

Sin embargo, estos años de vida añadidos no aseguran por sí solos, que la vejez será vivida con la mejor calidad de vida. La calidad de vida está relacionada con una participación activa en la sociedad, con bienestar y satisfacción por la vida que en muchas ocasiones se ve interferida por las condiciones de salud asociadas.

Vivir muchos años es un deseo que siempre proclamamos los humanos, pero unido a esto también se desea vivirlos con la mejor calidad posible, sin embargo, el envejecimiento es un proceso donde las funciones declinan progresivamente con la edad y van alterando las respuestas a las exigencias del medio, dicho de otra forma, disminuye la funcionalidad.

Los cambios generados en el proceso del envejecimiento no solo proceden del hecho de vivir, sino también de otros factores relacionados con el ambiente, la nutrición, la actividad física, en fin, hay un sinnúmero de causas que pueden favorecer la aparición de ciertas condiciones de salud. Cuando se hace referencia a "Condición de Salud" se trata de un término genérico que incluye enfermedad (aguda o crónica), trastorno, traumatismo y lesión aportado por la Clasificación Internacional del Funcionamiento, de la Discapacidad y de la Salud, CIF.

Condición de Salud se define como toda alteración o atributo del estado de salud de un individuo que puede generar dolor, sufrimiento o interferencia con las actividades diarias, o que puede llevar a contactar con servicios de salud o con servicios comunitarios/sociales de ayuda. Dichas condiciones pueden ser enfermedades, trastornos, lesiones, traumas, o incluso reflejar otros estados relacionados con la salud tales como el embarazo o la edad (OMS-OPS, 2001).

El presente libro precisamente nace de la necesidad de mostrar la realidad de la condición de salud de los adultos mayores en Colombia desde diferentes disciplinas de la salud y crear conciencia sobre los retos que implica mejorar la calidad de vida de esta población en particular. El lector encontrará la realidad de la situación del adulto mayor y reflexiones al respecto vistas desde la discapacidad, la situación alimentaria y nutricional, los problemas de salud oral y de la salud mental en este grupo poblacional finalizando con un análisis alrededor de la política colombiana de envejecimiento humano y vejez 2015 – 2024.

Referencias

Helpage international (2015). Índice Global de Envejecimiento. Agewhatch. https://www.helpage.org/silo/files/gawi-2015-resumen-ejecutivo-.pdf

Organización Panamericana de la Salud. (2009). Plan de Acción sobre la Salud de las Personas Mayores Incluido el Envejecimiento Activo y Saludable. Washington, D.C. http://fiapam.org/wpcontent/uploads/2014/11/plan_de_accio_n_sobre_la_salud.pdf.

Organización Mundial de la Salud - Organización Panamericana de la Salud. (2001). Clasificación Internacional del Funcionamiento, de la discapacidad y de la salud, CIF. Versión abreviada. https://apps.who.int/iris/bitstream/handle/10665/43360/9241545445_spa.pdf;jsessionid=2D20B82639BAB5145BE3DEF2FEE1E361?sequence=1

La persona adulta mayor y la discapacidad en Colombia

Olga Suárez Landazábal[1]

Introducción

El envejecimiento demográfico ha hecho visible a las personas adultas mayores en todo el mundo, mostrando que ha sido posible extender la expectativa de vida, considerándose así un éxito debido a los adelantos tecnológicos, a los avances de la medicina y a las políticas públicas, entre otros. Sin embargo, una gran proporción de las personas está viviendo una vejez con una calidad de vida que no es la deseada, debido a que muchas de ellas están enfermas y un buen número de ellas no tienen una patología sino varias, que terminan limitando el diario vivir, es decir, enfrentadas a la discapacidad.

La discapacidad resulta de la interacción de una persona con una condición de salud y las barreras que encuentra en el entorno e impiden su participación en la sociedad. La realidad muestra que el envejecimiento implica mayor vulnerabilidad a la enfermedad y por ende, a la discapacidad, de hecho las cifras muestran que ésta aumenta a medida que la edad avanza.

Por esta razón el propósito de este capítulo es reflexionar alrededor de una realidad colombiana que muestra una población que envejece cada día más y su relación con la discapacidad, que va en aumento tal como lo muestran las cifras estadísticas. Esta situación es realmente preocupante debido a que un alto porcentaje de las personas en la etapa de la vejez están limitadas en su funcionalidad, es decir, en su independencia y autonomía para desempeñarse dentro de la familia y la sociedad, por tanto, es necesario tomar acciones para revertir a mediano y largo plazo esta situación.

---

[1] Fisioterapeuta. Gerontóloga. Magister en Investigación y Docencia Universitaria. Investigadora de tiempo completo y líder del grupo de investigación Educación, Salud y Rehabilitación, EDUSAR. Universidad Metropolitana.

Envejecimiento demográfico y discapacidad

Actualmente es una realidad el envejecimiento demográfico a nivel mundial, que corresponde al aumento significativo de las personas adultas mayores con relación a los demás grupos de edad. Por su parte, la Organización Mundial de la Salud, OMS, define como adulto mayor toda persona mayor de 60 años, subdivida en las siguientes categorías: Tercera edad: 60-74 años, Cuarta edad: 75-89 años; Longevos: 90-99 años y Centenarios mayores de 100 años.

Según el Fondo de Población de Naciones Unidas (UNFPA), una de cada nueve personas tiene 60 o más años, y hacia 2050 la proporción será una de cada cinco personas. Igualmente muestra que el incremento de la longevidad se puede entender de forma dicotómica: por un lado, significa un logro extraordinario de desarrollo, y por otro representa el gran desafío de aprovechar oportunidades y canalizar retos que exceden en mucho el ámbito inmediato de la propia persona y de su familia, ya que involucra de forma sin precedentes a la sociedad en general y a la comunidad mundial (Huenchan, 2009).

Frente al envejecimiento demográfico se generan diversas consecuencias, entre las que está la mayor presencia de enfermedades generalmente de tipo crónico, producto tanto de la longevidad como de los cambios en los estilos de vida. Estas enfermedades van a tener sus efectos en la funcionalidad (limitación generalizada o focalizada), afectando la independencia o autonomía de las personas adultas mayores (OMS, 2011). Las alteraciones en la funcionalidad se traducen en discapacidad, situación tan temida en la vejez, debido a que las personas desean mantener su capacidad de decisión durante toda la vida, al igual que su participación activa dentro de la familia y la sociedad.

Al respecto es necesario definir discapacidad: La discapacidad según la Clasificación Internacional del Funcionamiento, de la discapacidad y de la salud, CIF (2001), es un término genérico que incluye deficiencias en funciones y estructuras, limitaciones en la actividad, y/o restricciones de participación en la sociedad. Dicho de otro modo, hace referencia a los aspectos negativos de interacción entre un individuo (con una condición de salud) y sus factores contextuales (factores ambientales y personales).

> La discapacidad está definida como el resultado de una compleja relación entre la condición de salud de una persona y sus factores personales, y los factores externos que representan las circunstancias en las que vive esa persona. A causa de esta relación, los distintos ambientes pueden tener efectos distintos en un individuo con una condición de salud. Un entorno con barreras, o sin facilitadores, restringirá el desempeño/realización del individuo; mientras que otros entornos que sean más facilitadores pueden incrementarlo. (CIF, 2001, p. 27).

La CIF integra el modelo médico y social presentando un modelo biopsicosocial con el fin de comprender la discapacidad y el funcionamiento con una visión acorde a las dimensiones de salud, desde una perspectiva biológica, individual y social.

Según la Convención sobre los derechos de las personas con discapacidad (2006).

> "La discapacidad es un concepto que evoluciona y que resulta de la interacción entre las personas con deficiencias y las barreras debidas a la actitud y al entorno que evitan su participación plena y efectiva en la sociedad, en igualdad de condiciones con las demás".

En esta Convención se hace evidente la valoración de la persona con discapacidad y no el modelo de persona a curar o rehabilitar. La Convención se basa en ocho principios rectores destacando la dignidad, respeto por la diferencia y aceptación como parte de la diversidad y la condición humana (Urmeneta, 2010):

- El respeto de la dignidad inherente, la autonomía individual, incluida la libertad de tomar las propias decisiones, y la independencia de las personas.
- La no discriminación.
- La participación e inclusión plenas y efectivas en la sociedad.

- El respeto por la diferencia y la aceptación de las personas con discapacidad como parte de la diversidad y la condición humanas.
- La igualdad de oportunidades.
- La accesibilidad.
- La igualdad entre el hombre y la mujer.
- El respeto a la evolución de las facultades de los niños y las niñas con discapacidad y a su derecho a preservar su identidad.

A partir de la Convención sobre los derechos de las personas con discapacidad se expide en Colombia la ley 1346 del 2009, que incorpora un concepto más social y amplio de la discapacidad expresado en el artículo 1° que señala:

> Las personas con discapacidad incluyen a aquellas que tengan deficiencias físicas, mentales, intelectuales o sensoriales a largo plazo que, al interactuar con diversas barreras, puedan impedir su participación plena y efectiva en la sociedad, en igualdad de condiciones con las demás.

Para la Organización Mundial de la Salud, OMS (2011), la discapacidad no se debe entender como una enfermedad ya que la discapacidad no solo hace referencia a las condiciones físicas, psíquicas y sensoriales del individuo, sino a su capacidad para vivir independientemente.

La discapacidad es el resultado de la combinación de diferentes factores: los cambios fisiológicos relacionados con la edad, las enfermedades crónicas y los procesos agudos, además la influencia del entorno social y físico que rodea a la persona mayor (Milán Calenti, 2011).

La discapacidad es una condición que va en aumento a medida que se avanza en edad, ya que con el envejecimiento se incrementan las posibilidades de enfermar y el individuo se hace más vulnerable por los cambios que representa el propio envejecimiento, unido a estilos de vida y condiciones ambientales.

Las cifras de discapacidad como condición humana fueron estudiadas por la OMS y el Banco Mundial, BM, como un primer acercamiento ante su crecimiento e impacto en todos los países del mundo, el cual es acelerado por fenómenos como el envejecimiento poblacional, la inequidad social y la falta de políticas públicas direccionadas a su intervención a pesar de estar consagrados en la convención sobre los derechos de las personas con discapacidad (Alta consejería presidencial para la equidad de la mujer, 2012)

Para tener clara la relación del envejecimiento demográfico y la discapacidad, se presentan algunos datos de éste, que muestran el aumento de los adultos mayores en el mundo y en Colombia. La población mundial de más de 60 años pasará entre el 2015 y 2050, de 900 millones hasta 2000 millones, lo que representa un aumento del 12% al 22%. Por otra parte, el envejecimiento demográfico es más rápido actualmente que en los años anteriores (OMS, 2017). Este envejecimiento demográfico o poblacional se traduce en un aumento de la expectativa de vida a nivel mundial, ya que entre los años 2000 a 2005 era de 65 años para los hombres y 69 para las mujeres. Entre 2010 y 2015, los hombres alcanzaron una edad de 69 años y las mujeres de 73 años (Naciones Unidas, 2017).

La revista Semana en su artículo titulado "La expectativa de vida aumentó en los últimos veinticinco años" (2015) dice que el estudio realizado por expertos del Instituto de Métrica y Evaluación de la Salud (IHME) de la Universidad de Washington, Estados Unidos, determinó que la expectativa de vida nivel mundial ha aumentado en promedio 6 años durante el último cuarto de siglo, incluso en los países más pobres. Sin embargo, se destaca que, aunque ha aumentado el promedio de años expectativa de vida, no ha sido igual el aumento del promedio de los años de vida saludable, es decir, esos años adicionales de vida vienen junto con enfermedades.

Según el Centro Latinoamericano y Caribeño de Demografía, CELADE, en América Latina y el Caribe, hacia el año 2040 el porcentaje de personas de 60 años o más superará por primera vez a los menores de 15 años, lo que supondrá una nueva estructura por edad. Para el año 2014, la esperanza de vida al nacer en América Latina fue de 74.8 años, la que se estima que aumentará a 81.6 en el período 2045-2050 (CEPAL, 2017).

En Colombia, para los años 2015 a 2020 la esperanza de vida se estimó que llegaría a los 76,15 años, siendo para las mujeres 79 años, y para los hombres 73 años. Igualmente, la población mayor a 59 años pasó de 2.142.219 en el año 1985, a 5.752.958 en el año 2018. Con un crecimiento anual del 3.5%, superior al 1,7% de la población total. En el año 2020, por cada 100 personas en edad económicamente activa, habrá 20 personas mayores de 59 años (Ministerio de salud y protección social, 2018). Según el censo del 2018, el 9,1% de la población colombiana son mayores de 65 años y el 13,3% son mayores de 60 años, con un índice de envejecimiento (60 años) del 58,6% (DANE, 2018).

Al mirar las cifras a través de los años de la población adulta mayor, se puede observar que este cambio demográfico constituye uno de los desafíos que enfrenta la humanidad a nivel mundial del que hay que ocuparse debido a las consecuencias que acarrea, especialmente para los países en desarrollo como Colombia, que envejecerán rápidamente en la primera mitad del siglo XXI (Naciones Unidas, 2002, numeral 4). Las consecuencias están referidas a que una gran proporción de la población se encuentra actualmente en la etapa de la vejez, dado que son mayores de 60 años y por tanto, están más predispuestos a la enfermedad debido a la vulnerabilidad del organismo por el proceso de envejecimiento vivido.

De acuerdo con lo expuesto se puede afirmar, que el envejecimiento demográfico a nivel mundial direcciona las tendencias de la discapacidad; estas tendencias muestran que la prevalencia de ésta en las personas de 45 años o más en los países de ingreso bajo es más alta que en los países de ingreso alto, y es más elevada en las mujeres que en los hombres (Collado, 2013).

En este sentido es importante destacar las consecuencias que trae no solo el envejecimiento como tal, sino también el envejecimiento demográfico, tal como lo expresa el Informe Mundial de Discapacidad de la OMS (2011), cuando hace referencia al aumento de la discapacidad en la persona adultas mayores, mostrando cifras de prevalencia mundial de 38,1%, especialmente en países de mediano y bajos ingresos. La prevalencia de discapacidad grave en personas adultas mayores en estos países a nivel mundial fue 10.2%, muy cercano a la encontrada en los países de igual condición en la región de las Américas (9.2%). La discapacidad moderada fue considerablemente de mayor magnitud, encontrándose en 46.1% de las personas mayores de 60 años a nivel mundial y 44.3% a nivel de las Américas.

En cuanto a Colombia, no se tiene una cifra exacta de personas con discapacidad, no obstante, el Censo del DANE de 2005 captó a 2.624.898 (6,3%) personas que refirieron tener alguna discapacidad, con una tasa de prevalencia mayor en hombres (6.6%) que en mujeres (6.1%). Desde el año 2.002 a través del Registro de Localización y Caracterización de Personas con Discapacidad RLCPD, se han identificado a junio del 2018, 1.404.118 personas, que corresponden al 2.6% de la población total. Según este registro, el 58% (809.853) de las personas son mayores de 50 años. Se destaca igualmente que, de 100 personas mayores de 80 años, 33 están en el registro de discapacidad y a partir de los 50 años, es mayor la proporción de mujeres con discapacidad frente a los hombres (Minsalud, 2018).

Características de las personas adultas mayores con discapacidad en Colombia

El envejecimiento demográfico constituye uno de los factores de riesgo más importante para el padecimiento de las enfermedades crónicas no transmisibles. Con la edad se presenta un aumento de las enfermedades crónicas en las personas adultas mayores, siendo las más frecuentes la hipertensión arterial, la diabetes mellitus, la osteoartritis, la enfermedad isquémica cardíaca, la enfermedad cerebrovascular, las enfermedades respiratorias y el cáncer. Además, es usual que los adultos mayores tiendan a sufrir no solo una enfermedad crónica sino mayor riesgo de sufrir múltiples condiciones crónicas de salud

19

simultáneamente. Adicionalmente, la persona adulta mayor desarrolla otras alteraciones que no corresponden a enfermedades propiamente definidas, entre las que se encuentran las caídas, la fragilidad y la incontinencia urinaria, que se agrupan dentro del concepto de síndrome geriátrico (Ministerio de Salud y Protección Social - Departamento Administrativo de Ciencia Tecnología e Innovación, COLCIENCIAS. Universidad del Valle y Universidad de Caldas, 2016).

En Colombia, las enfermedades no trasmisibles (ENT) representaron el 86,6% del total de años vividos con discapacidad en el año 2015. Este tipo de enfermedades son las que impulsan la discapacidad en todos los grupos de edad, con tasas mayores entre personas mayores de 70 años, tal es el caso de la enfermedad cardiovascular que se presenta más en el grupo de edad de 70 años y más. En 2015, las ENT representaron el 85% y el 93% de todas las muertes en Colombia entre las personas mayores de 50 a 69 años, y 70 y más, respectivamente. Las tasas de demencia en hombres y mujeres son similares hasta los 70 años, después la prevalencia en ambos sexos aumenta rápidamente, con tasas de aumento más altas para las mujeres (Global Age Watch, 2015). La prevalencia de estas enfermedades crónicas no transmisibles se puede traducir en discapacidad si no se toman las medidas de prevención frente a ellas.

El panorama de la situación de discapacidad en Colombia es muy similar al de los demás países de la región tal como se menciona en el Informe Mundial de discapacidad 2011. Además, se destaca a la discapacidad como parte de la condición humana, donde la gran mayoría de las personas sufrirán algún tipo de ésta ya sea en forma transitoria o permanente en algún momento de la vida, y las que lleguen a la senilidad experimentarán dificultades crecientes en el funcionamiento. La discapacidad es compleja y las intervenciones para superar las desventajas asociadas a ella, son múltiples, sistémicas y varían según el contexto (OMS, 2011).

La encuesta SABE Colombia: Situación de Salud, Bienestar y Envejecimiento, 2015, (Ministerio de Salud y Protección

Social - Departamento Administrativo de Ciencia Tecnología e Innovación, COLCIENCIAS. Universidad del Valle y Universidad de Caldas, 2016) que caracteriza la salud de las personas adultas mayores, encontró los siguientes resultados:

Mediante la aplicación de la escala de Barthel que mide las Actividades Básicas de la Vida Cotidiana, ABVD, el 21% de la población tiene discapacidad grave, condición que aumentó con la edad hasta un 53,7% en las personas de 80 años y más; además se presentó mayor dependencia en las mujeres y así mismo, se halló mayor dependencia en estratos bajos. Esto se relaciona con el concepto de dependencia de cuidados, que ocurre cuando la capacidad funcional ha disminuido de tal manera que la persona ya no es capaz de realizar las tareas básicas de la vida cotidiana, porque el deterioro de la capacidad ya no es posible compensarse con otros aspectos del entorno de la persona mayor o con el uso de dispositivos de apoyo.

Con relación a las Actividades Instrumentales de la vida Diaria, AIVD, que valoran la capacidad de la persona para realizar las actividades necesarias para vivir de manera independiente en la comunidad en su entorno inmediato -hacer la compra, preparar la comida, manejar dinero, usar el teléfono, tomar medicamentos, etcétera, mostraron que el 38,2% son adultos mayores con discapacidad, que con la edad se va deteriorando, sin diferencias entre hombres y mujeres. La actividad en la cual se presentó mayor dificultad, necesidad de ayuda o incapacidad de hacerla fue usar transporte público y la de mayor porcentaje de personas independientes es manejar su propio dinero. En todas las actividades la necesidad de ayuda o dependencia aumentó con la edad y fue más frecuente en mujeres.

En cuanto a la medición de la fuerza prensil de mano y antebrazo, la cual tiene elevada fiabilidad de la fuerza global muscular del organismo y a su vez, es un fuerte predictor de discapacidad y fragilidad en ancianos sin discapacidad, mostró que el promedio de fuerza de agarre en los hombres fue 25,6 Kg/f y en las mujeres 15,6 Kg/f. Esta fuerza disminuyó con la edad y fue más marcada en los hombres a partir de los 80 años y en las mujeres a partir de los 85 años.

La velocidad de la marcha, medida a través del tiempo que le toma a la persona caminar una distancia determinada, es considerada uno de los predictores más eficaces de las consecuencias adversas con el avance de la edad. Igualmente, es un marcador preclínico de fragilidad, deterioro cognoscitivo y predictor de evento adverso como es la discapacidad de movilidad. Se considera que una velocidad de marcha <0,8 m/s es predictor de mayor riesgo de efectos adversos. El promedio general de velocidad de la marcha fue 0,72 m/s; esta velocidad disminuyó con la edad y fue mucho menor en mujeres. Caminar a una velocidad ≤0,8 m/s se considera marcha lenta y es el punto de corte para fragilidad y riesgo de deterioro de la funcionalidad. Con esta velocidad se encontró la mitad de las personas de 60-69 años y esta proporción aumentó a medida que se incrementa la edad. Velocidades mayores a 0,8 m/s fueron más frecuentes en hombres. Una velocidad menor a 0,42 mt/seg se asocia significativamente con discapacidad en las ABVD y de manera operativa también se clasifica como discapacidad de movilidad. Para el estudio 7,2% de los adultos mayores presentan este tipo de discapacidad, con un incremento considerable con el aumento de la edad de 2,7% en personas de 60-65 años, se llega a 30,3% en los de 85 y más años, con mayor proporción entre las mujeres. Si se adopta el criterio incapacidad para caminar 400 metros o subir un tramo de escalera sin ayuda, el 34,6% de la población tiene discapacidad de movilidad.

La medición del desempeño físico fue realizada mediante la batería corta de función física (Short Physical Performance Battery –SPPB–), considerado uno de los instrumentos más comunes para medir funcionalidad en estudios poblacionales de envejecimiento. El SPPB está compuesto de tres pruebas: una prueba jerárquica de equilibrio, una caminata corta a la velocidad usual, e incorporarse de una silla cinco veces seguidas. Los resultados de la prueba clasificaron a las personas adultas mayores en tres grupos: de 0 a 6 desempeño bajo, 7 a 9 intermedio y 10 a 12 alto. En este estudio se encontró que 14,3%

de las personas adultas mayores tiene alto riesgo de discapacidad.

En la siguiente tabla se muestra la distribución de personas adultas mayores según sexo halladas en este estudio, de acuerdo a diferentes medidas y afecciones relacionadas con discapacidad, según los indicadores de la OMS:

CARACTERÍSTICA	PORCENTAJE	
	HOMBRES	MUJERES
Capacidades Físicas		
Dependencia en ABVD	16,0	25,0
Dependencia en AIVD	36,4	40,0
Dificultad para caminar 400 m o subir un tramo de escalera	26,6	42,5
Limitación funcional autorreportada	14,4	18,9
Puntaje SPPB (< 6 puntos)	11,7	16,8
Velocidad de la marcha < 4 m/s	5,2	9,1
Fuerza de agarre < 15 kg/f	30,7	32,8
Deterioro visual	38,0	33,7
Deterioro auditivo	30,5	24,2
Fragilidad	23,0	28,0
Capacidades mentales		
Deterioro cognoscitivo	16,1	18,7
Síntomas depresivos	40,1	41,9
Condiciones de salud		
Enfermedad Pulmonar Crónica	10,2	12,5
Diabetes mellitus	16,6	20,3
Caídas	26,6	37,1
Osteoartrosis	14,9	36,5
Cataratas	21,8	22,9
Multimorbilidad	81,1	88,4
Aspectos del entorno físico y social		
Discriminación por edad	11,7	7,6
Desplazamiento por violencia	15	15,4
Prestación insuficiente de servicios	48,4	40,2
No participan en grupos o actividades sociales	58,0	51,8
Falta de soporte de los hijos	35,5	23,9
Vivir solo	10,4	8,1
Problemas de acceso a transporte público	30,5	33,4

Fuente: Encuesta SABE, 2015.

Según el RLCPD, el 52% de las personas con discapacidad registradas residen en Bogotá, Antioquia, Valle, Santander y Nariño. La tasa de personas con discapacidad en Colombia por 100.000 habitantes es de 2.818 personas y en 15 departamentos es mayor a la del nivel nacional. Además de cada 100 personas con discapacidad, 13 son víctimas del conflicto armado (Ministerio de salud y protección social, 2018).

El RLCPD reporta que el movimiento del cuerpo es la alteración que más afecta a las personas con discapacidad, referido por el 34% (470.215), seguido del sistema nervioso en un 23% (350.216), el 13% (179.471) los ojos, le siguen el sistema cardio-respiratorio y las defensas en un 10.3%. Con relación a la población de personas adultas mayores, la alteración que más afecta es el movimiento del cuerpo en un 41% (215.989), seguida del sistema cardiorrespiratorio en un 16% (86.536). Además, el 50% de las personas con discapacidad presentan dificultad para caminar, correr y saltar, el 38% dificultad para pensar y memorizar, 22% para desplazarse en trechos cortos (Ministerio de salud y protección social, 2018).

Los datos del RLCPD muestran cierta concordancia con lo encontrado en el Censo del 2018 donde la mayor dificultad está en mover el cuerpo, caminar o subir y bajar escaleras con una prevalencia del 32%, le siguen la dificultad para ver de cerca, de lejos y alrededor con un 19% y para oír la voz o los sonidos con un 18%. También se destaca que la prevalencia de personas con alguna dificultad para realizar actividades diarias de acuerdo al sexo prevalece el sexo femenino con un 7,5% frente al masculino con un 6,8% (DANE, 2018).

En cuanto a diferencias por género, el Observatorio de Asuntos de Género (OAG) de la Alta Consejería Presidencial para la Equidad de la Mujer (ACPEM) muestra que el 53% de las personas con discapacidad autorreferida, son mujeres. Según las estadísticas es a partir de la cuarta década de la vida que las mujeres se muestran más afectadas por diferentes formas de discapacidad. Una de las razones que pueden explicar la discapacidad es la presencia de enfermedades crónicas no transmisibles (Alta consejería presidencial para la equidad de la mujer, 2012).

Colombia es un país con historia de violencia a través de los años, situación que debe ser considerada dentro de la población con discapacidad, debido a que una persona puede tener doble vulnerabilidad: la discapacidad y el desplazamiento por la violencia. En este sentido, la Dirección General de Promoción Social del Ministerio de la Protección Social y la Oficina del Alto Comisionado de Naciones Unidas para los Refugiados en Colombia -ACNUR entregaron al país la "Directriz de enfoque diferencial para el goce efectivo de los derechos de las personas en situación de desplazamiento con discapacidad en Colombia". Esta directriz articuló la "Política pública de atención a población desplazada" con la "Política pública de atención a las personas con discapacidad", en el marco del Sistema de Protección Social y el Sistema General de Seguridad Social en Salud –SGSSS, estableciendo componentes fundamentales desde el enfoque de derechos para la atención de las personas en situación de desplazamiento con discapacidad. Este trabajo se inició en el 2007 y se ajustó como política pública en el 2010. Con relación a los adultos mayores en el contexto del desplazamiento forzado, se convierten en uno de los grupos poblacionales más invisibilizado. Su porcentaje corresponde al 20.15% de la población en situación de desplazamiento con discapacidad (Ministerio de Protección Social & Oficina del alto comisionado de Naciones Unidas para los refugiados, 2011).

La realidad en Colombia muestra que la discapacidad o riesgo de desarrollarla tiene más posibilidades a medida que se avanza en edad, no solo por la disminución de funcionalidad de los diferentes sistemas del organismo, la presencia de enfermedades crónicas y las exigencias del ambiente, sino también por el conflicto armado y la situación de desplazamiento, destacándose la mujer por tener más compromiso en la funcionalidad que el hombre.

Implicaciones sociales y económicas de la discapacidad en Colombia

El modelo social de la discapacidad establece que aun cuando una persona con discapacidad interactúa socialmente diferente a otras personas, los problemas no se deben a su discapacidad sino principalmente a las actitudes que la sociedad manifiesta hacia la discapacidad. Este modelo se fundamenta en los derechos humanos, destacando la dignidad humana, la libertad personal y la igualdad que llevan a que se disminuyan las barreras y se dé lugar a la inclusión social, basándose en los principios de autonomía personal, no discriminación, accesibilidad universal, normalización del entorno, diálogo civil. Desde la perspectiva de los derechos humanos, las personas con discapacidad son individuos que necesitan que sean tratados como ciudadanos iguales y participativos, plenos de derechos y dejar de ser ciudadanos invisibles (Victoria Maldonado, 2013), para poder desempeñarse como ciudadanos activos e incluidos en una sociedad dentro de la cual puedan desarrollar libremente y con dignidad sus propios planes y proyectos de vida.

Por otra parte, si se es una persona mayor que tiene una discapacidad estará expuesta a ciertos riesgos como el abandono, desarraigo, menor calidad de vida por factores como salud, alimentación y potencialidades ocupacionales, pérdida de ingresos, discriminación, alta dependencia y limitada posibilidad de auto provisión, inversión o asunción de roles sociales y familiares no propios a su condición y pérdida del patrimonio: tierras y vivienda. En el caso de la mujer, esta es aún más vulnerable que el hombre; es vulnerable por ser persona mayor, por la situación de discapacidad y se le une además ser víctima de desplazamiento forzado (Ministerio de Protección Social & Oficina del alto comisionado de Naciones Unidas para los refugiados, 2011).

Una de las prioridades dentro de la sociedad es la salud. Para lograr que las personas mantengan la mejor salud posible y por ende una esperanza de vida saludable, se necesita que todo el mundo tenga acceso a una asistencia sanitaria de calidad, adecuada y asequible a lo largo de la vida (Helpage, 2015). En este aspecto, es necesario seguir avanzando en Colombia, ya que la calidad de la prestación del servicio de salud está cuestionada.

Según OMS (2017), los sistemas de salud deben adaptarse a las necesidades de la población de personas adultas mayores, ya que dichos sistemas en la mayoría de los países no están bien preparados para hacer frente a sus requerimientos, teniendo presente el padecimiento de enfermedades crónicas y síndromes geriátricos. Estos sistemas deben posibilitar la mejoría de la capacidad funcional de las personas adultas mayores para lograr que vivan con autonomía y dignidad. Por otra parte, deben adaptarse programas y políticas que amplíen opciones de vivienda, adaptación de medios de transporte, fomento de la diversidad de edades en el trabajo y evitar situaciones de pobreza en los ancianos.

Uno de los aspectos importantes para mantener la salud de la población es la educación y los programas de prevención de diferente índole, como son los basados en el ejercicio, tal como lo expresa Suárez-Landazábal (2018) presentados como "la mejor herramienta disponible hoy día, para retrasar y prevenir las consecuencias del envejecimiento, así como para fomentar salud y bienestar de la persona".

Otro punto importante de resaltar es que la discapacidad incrementa la pobreza porque dificulta la generación de ingresos desde un empleo y además requiere altos gastos económicos para el tratamiento (Gómez Beltrán, Julio C. & Fundación Saldarriaga y Concha, 2010); por otra parte, para Herazo y Domínguez (2013), la pobreza en un factor contextual influyente en la discapacidad, situación propia de los países en vía de desarrollo debido a que una persona con discapacidad y con pocos ingresos tendrá menos oportunidades para acceder a servicios de salud de calidad, a mejores oportunidades educativas y laborales y por ende, menor capacidad de generar ingresos, mayor riesgo de morbilidad y discapacidad en los últimos años de una persona.

El panorama en Colombia se agudiza más porque la cobertura de pensionados es apenas del 23% que se ha mantenido constante desde el 2005 con una población menor a 1.5 millones de personas (Banco de la República, 2019). Por tanto, los hace aún más vulnerables al no tener recursos económicos en esta etapa de la vida.

Ante la situación del país, durante el 2011, el Ministerio de Salud y Protección social, junto con el Departamento para la Prosperidad Social, Unidos, Instituto Colombiano de Bienestar Familiar, ICBF, Ministerio de Educación, para dar cumplimiento a lo ordenado por la Corte Constitucional en el marco del Auto 006 de 2009, se diseñó e implementó un Modelo de intervención Interinstitucional e Intersectorial para la atención de las personas en situación de desplazamiento con discapacidad (PSD-D), el cual fue implementado en los municipios de Sincelejo, Mocoa, Florencia y Chaparral. Luego de la experiencia vivida en estos municipios, posteriormente en el año 2012 se hicieron los cambios necesarios al modelo y se decide implementarlo en 74 municipios del país (Minsalud, 2011).

La situación de la población adulta mayor con discapacidad es preocupante, dada la magnitud de las cifras. Ante la realidad colombiana, el 9 de diciembre de 2013, se aprobó el Conpes Social No. 166, Política Pública Nacional de Discapacidad e Inclusión Social, el cual contiene los lineamientos de política y el financiamiento de las acciones a cargo de las diferentes entidades del orden nacional involucradas, y que se encuentra vigente desde el presente año, hasta el año 2022.

Aunque se ha venido trabajando al respecto, en Colombia, la salud de los adultos mayores está en crisis, tanto que el país sobresale por tener una de las mayores tasas del mundo en hospitalización para la tercera edad, situación que habría sido muy diferente si se hubiera trabajado en la prevención de las principales enfermedades o en su momento se les ofreciera un manejo integral. El impacto de esta realidad se refleja en unos gastos exagerados y en una asistencia ineficiente y complicada tal como lo expresa Hernando Nieto, presidente de la Asociación Colombiana de Salud Pública (Fernández, 2018, mayo 22).

Conclusiones

La humanidad está frente a dos situaciones que deben ser abordadas, por una parte, el envejecimiento demográfico y por otra la condición de discapacidad de un gran porcentaje de personas adultas mayores; en este sentido Vargas & Alcocer (2018) plantean un cuestionamiento importante: ¿qué se necesita para un envejecimiento saludable? teniendo en cuenta que es una pregunta que requiere un abordaje multidisciplinario y la realización de investigaciones que aporten a la solución.

Al respecto, es pertinente avanzar en políticas públicas que promuevan la participación de las diferentes entidades y es aquí donde la academia debe hacer su aporte al avance social y de esta forma cooperar en la gestión pública. Dichas políticas deben promover superar las necesidades de la sociedad buscando el bienestar de la población desde todo ámbito. Uno de los aspectos necesarios para el desarrollo del país es precisamente mantener la población saludable, y en este sentido hay que trabajar desde la niñez y a lo largo de la vida, tal como lo expresa la estrategia de la OMS, el envejecimiento activo. Así mismo la OMS sugiere que deben tenerse en cuenta cuatros aspectos claves:

1) Un cambio en nuestra forma de ver el envejecimiento y las personas mayores.

2) La creación de entornos adaptados a personas mayores

3) La adecuación de los sistemas de salud

4) La creación de sistemas de atención a largo plazo.

La realidad muestra que la discapacidad está presente en gran proporción en la población adulta mayor en Colombia, especialmente para el caso de las mujeres, por tanto, se requiere trabajar fuertemente por un lado en la educación para prevenir el desarrollo de las enfermedades crónicas, ya que el estilo de vida tiene un peso fuerte en el desarrollo de ellas y por otra, en sistemas de salud que realmente estén enfocados en la promoción de la salud y prevención de la enfermedad, unido a servicios de calidad. Se puede envejecer siendo funcional en la última etapa de la vida, pero a su vez hay que aprender cómo hacerlo y el Estado debe promover ambientes favorables para hacer posible una vejez productiva y activa.

Referencias

Alta consejería presidencial para la equidad de la mujer (2012). Mujer y Discapacidad en Colombia. https://discapacidadcolombia.com/index.php/articulos-discapacidad/mujer-y-discapacidad-en-colombia

Banco de la República (2019). El sistema pensional en Colombia. http://investiga.banrep.gov.co/es/be-1078

CEPAL (2017). Envejecimiento provocará caída de la población de América Latina y el Caribe hacia 2060. https://www.cepal.org/es/comunicados/cepal-envejecimiento-provocara-caida-la-poblacion-america-latina-caribe-2060

Collado, H. (2013). Situación mundial de la discapacidad. Universidad Nacional Autónoma de Honduras. Facultad de ciencias Médicas. http://www.bvs.hn/Honduras/Discapacidad/Docentes/Situacion%20Mundial%20de%20la%20Discapacidad.pdf

DANE (2018). Censo nacional de población y vivienda 2018. https://www.dane.gov.co/files/censo2018/informacion-tecnica/cnpv-2018-presentacion-3ra-entrega.pdf

Fernández, C. (2018). El desalentador panorama del adulto mayor en Colombia. Portafolio. https://www.portafolio.co/economia/panorama-del-adulto-mayor-en-colombia-2018-517356

Gómez, J.C. & Fundación Saldarriaga y Concha. (2010). Discapacidad en Colombia: Reto para la inclusión en capital humano. https://es.slideshare.net/cristianmaya90/discapacidadencolombiaretopara lainclusionencapitalhumano

Global Age Watch. (2015). Tendencias en envejecimiento y salud Colombia. http://www.globalagewatch.org/countries/country-profile/?country=Colombia

Helpage International (2015). Índice Global de Envejecimiento. Agewhatch. https://www.helpage.org/silo/files/gawi-2015-resumen-ejecutivo-.pdf

Herazo, Y. & Domínguez, R. (2013). Correlación entre Pobreza Extrema y Discapacidad en los Departamentos de Colombia. Ciencia e Innovación en salud. 1(1):11–17. DOI: 10.17081/innosa.1.1.79

Huenchuan, S. (2009). Envejecimiento e institucionalidad para el cuidado de las personas mayores. En: Las familias latinoamericanas interrogadas.

Hacia la articulación del diagnóstico, la legislación y las políticas. Santiago: CEPAL.

Milan Calenti, J.C. (2011). Gerontología y Geriatría: valoración e intervención. Editorial Panamericana. España. p. 125

Ley 1346 de 2009. "Por medio de la cual se aprueba la "Convención sobre los Derechos de las Personas con Discapacidad", adoptada por la Asamblea General de las Naciones Unidas el 13 de diciembre de 2006". http://www.mincit.gov.co/ministerio/ministerio-en-breve/docs/ley-1346-de-2009.aspx

Semana. (2015). La expectativa de vida aumentó en los últimos veinticinco años. https://www.semana.com/vida-moderna/articulo/la-expectativa-de-vida-aumento-en-los ultimos-25-anos/440348-3

Organización Mundial de la Salud, (2011). Informe sobre la situación mundial de las enfermedades no trasmisibles 2010. Ginebra. http://www.who.int/nmh/publications/ncd_report_summary_es.pdf

OMS. (2011). Informe mundial sobre la discapacidad. http://www.who.int/ disabilities/world_report/2011/summary_es.pdf?ua=1

OMS, OPS (2001). Clasificación Internacional del Funcionamiento, de la Discapacidad y de la Salud: CIF. https://apps.who.int/iris/bitstream/handle/10665/43360/9241545445_spa. pdf;jsessionid=C6D6AEC1120C4C7E5E81F0571F8EE440?sequence=1

OMS (2017). 10 datos sobre el envejecimiento y la salud. https://www.who.int/features/factfiles/ageing/es/

Convención sobre los derechos de las personas con discapacidad. (2006). https://www.un.org/esa/socdev/enable/documents/tccconvs.pdf

Naciones Unidas (2002). Informe de la Segunda Asamblea Mundial sobre el Envejecimiento y Plan de Acción Internacional de Madrid sobre el Envejecimiento. Resolución de la Asamblea General A/CONF. 197/9. Nueva York: ONU. www.imsersomayores.csic.es/documentos/ documentos/onu-informe-01.pdf

Naciones Unidas. Departamento de asuntos económicos y sociales (2017). La población mundial aumentará en 1000 millones para 2030. https://www.un.org/development/desa/es/news/population/world-population-prospects-2017.html

Ministerio de Protección Social & Oficina del alto comisionado de Naciones Unidas para los refugiados (2011). Directriz de enfoque diferencial para el goce efectivo de derechos de las personas en situación de desplazamiento forzado con discapacidad en Colombia. https://www.minsalud.gov.co/Documentos%20y%20Publicaciones/Dire ctriz%20Persona%20en%20Desplazamiento%20con%20Discapacidad.p df

Ministerio de Salud y Protección Social (2018). Sala situacional de personas con discapacidad. https://www.minsalud.gov.co/sites/rid/Lists/Biblioteca Digital/RIDE/DE/PS/sala-situacional-discapacidad-junio-2018.pdf

Ministerio de Salud y Protección Social - Departamento Administrativo de Ciencia Tecnología e Innovación, COLCIENCIAS. Universidad del Valle y Universidad de Caldas (2016). Encuesta SABE Colombia: Situación de Salud, Bienestar y Envejecimiento en Colombia. Colombia. 476p.

Suárez-Landazábal, O. (2018). Envejecimiento y funcionalidad del adulto mayor: reto para el fisioterapeuta. En Silva Pertuz M. & Suárez-Landazábal O. (Ed.), El adulto mayor desde la perspectiva de la funcionalidad. (143-151). EE-UU: Editorial Lulu Enterprises Inc

Urmeneta Xavier. (2010). Discapacidad y derechos humanos. Norte de salud mental. VIII, (38), 65-74.

Vargas Moranth, R., Alcocer Olaciregui, A. (2018). Funcionalidad en el adulto mayor: ¿Qué nos dicen los números? En Silva Pertuz M. & Suárez-Landazábal O. (Ed.), El adulto mayor desde la perspectiva de la funcionalidad. (187-195). EE-UU: Editorial Lulu Enterprises Inc.

Victoria Maldonado, J.A. (2013). El modelo social de la discapacidad: una cuestión de derechos humanos. Boletín mexicano de derecho comparado, 46 (138), 1093-1109. http://www.scielo.org.mx/scielo.php?script=sci_arttext&pid=S0041-86332013000300008&lng=es&tlng=es

Panorama de la situación nutricional de la persona adulta mayor en Colombia

Mylene Rodríguez Leyton[2]

Introducción

Las personas adultas mayores representan un grupo de población de alto interés en salud pública por estar expuestos a factores ambientales, sociales, económicos y biológicos que los ponen en situación de vulnerabilidad. Estas condiciones, así como los antecedentes de salud, alimentación y nutrición influyen en la situación nutricional en esta etapa del ciclo vital.

Desde el punto de vista demográfico la población colombiana está presentando un fenómeno de transición donde los adultos mayores de 60 años representan el 13,4 % mostrando incremento en relación con la población infantil y juvenil que se refleja en una tendencia al aumento del índice de envejecimiento a 59,4% en 2018 comparativamente con 16,8% en el año de 1985 (DANE, 1985).

Este panorama obliga a los gobiernos a definir políticas públicas de promoción social y de atención a este grupo de población, pero también a implementar políticas de promoción y prevención en salud orientadas a mantener y mejorar las condiciones de bienestar de las etapas previas del ciclo vital con el fin de mitigar los riesgos a que están expuestos los adultos mayores y disminuir los costos para los sistemas de salud y los programas de bienestar social.

---

[2]Nutricionista- Dietista. Magister en Administración, Énfasis Investigativo. Especialista en Administración de Servicios de Salud Pública. Docente investigador Programa de Nutrición y Dietética. Grupo de Alimentación y Comportamiento Humano. Universidad Metropolitana de Barranquilla.

La situación alimentaria y nutricional de las personas adultas mayores se encuentra estrechamente relacionada con sus condiciones de salud y bienestar, por lo que es necesario contar con indicadores de los sistemas de salud o diagnósticos de las encuestas de alimentación y nutrición; sin embargo, no es sencillo contar con información actualizada dado que la valoración nutricional en este grupo, especialmente en las personas de mayor edad, requiere parámetros de referencia para las medidas antropométricas diferentes a las utilizadas en los adultos, así como la elaboración de instrumentos específicos que se adapten a sus condiciones físicas y de funcionalidad. Esta situación limita la disponibilidad de información, sumado a que la Encuesta de situación nutricional en Colombia incluye la población hasta los 64 años dejando a gran parte de los adultos mayores fuera del estudio.

El presente capítulo presenta un panorama de la situación nutricional de las personas adultas mayores derivado principalmente de la Encuesta SABE - Situación de Salud, Bienestar y Envejecimiento en Colombia, 2014-2015 (2016), ilustra algunos resultados referentes a los resultados de la Encuesta de situación alimentaria y nutricional para Colombia (2018) y revisa algunos estudios de investigación en grupos focalizados, así como estudios sobre la mortalidad relacionada con la desnutrición.

Los resultados de la evaluación realizada en la Encuesta SABE utilizando el Mini Nutritional Assesment (MNA), mostraron que el 2,2% de la población adulta mayor en Colombia se encontró en estado de desnutrición; el 43,1% en riesgo de malnutrición y el 54,7% en categoría de normalidad.

El mismo estudio determinó el estado nutricional según el índice de masa corporal de las personas adultas mayores encontrando con bajo peso al 3%, el 34% tenían IMC normal, el 41% se encontraron en sobrepeso y el 22 % en obesidad.

Esta revisión permite concluir que se debe enfatizar en las acciones de promoción y prevención orientadas a disminuir la morbimortalidad asociada a los problemas de malnutrición, especialmente las enfermedades crónicas no transmisibles: las cardiopatías, el cáncer y la diabetes, siendo frecuente la presencia de dos o más de ellas en el mismo individuo, patologías que son las causantes de la mortalidad en personas de edad incluso en los países pobres. En etapas previas y durante la vejez, se debe garantizar la alimentación que permita satisfacer las necesidades de calorías, macronutrientes y micronutrientes, de acuerdo con el estado nutricional, de salud y las situaciones particulares que puedan afectar la funcionalidad, el apetito y el consumo de alimentos, con el fin de mantener la salud y bienestar integral (Instituto Colombiano De Bienestar Familiar - ICBF-, 2015).

Antecedentes

Desde el punto de vista demográfico los adultos mayores corresponden a las personas de 60 años y más, en el mundo actualmente se presenta un crecimiento acelerado de esta población; la OMS (2019), sostiene que entre los años 2000 y 2050, la proporción de los habitantes del planeta mayores de 60 años se duplicará, pasando del 11% al 22%. En números absolutos, pasará de 605 millones a 1200 millones en el transcurso de medio siglo.

De acuerdo con la CEPAL (2017), actualmente hay 615 millones de latinoamericanos y caribeños, se espera que en el 2050 la población de la región alcance los 784 millones de personas, hacia el año 2040 el porcentaje de personas de 60 años o más superará por primera vez a los menores de 15 años, lo que supondrá una nueva estructura por edad. En algunos países de América Latina casi la mitad de ellos vive en residencias geriátricas.

En Colombia, de acuerdo con el Censo de población realizado por el DANE (2018), la población mayor de 65 años es el 9,2 % y la población mayor de 60 años es el 13,4 %, el índice de envejecimiento a los 65 años es de 40,6% y a los 60 años es de 59,4% (Ver figura 1); calculado con la población de mayores de 65/60 años como fracción de los menores de 15 años; comparativamente con las cifras de 1985 a los 60 años de 16,8 %

y a los 65 años de 10,9 % que corroboran la transición demográfica de la población colombiana (DANE, 2018).

Figura 1. Tendencia del Índice de envejecimiento en Colombia, 1985-2018

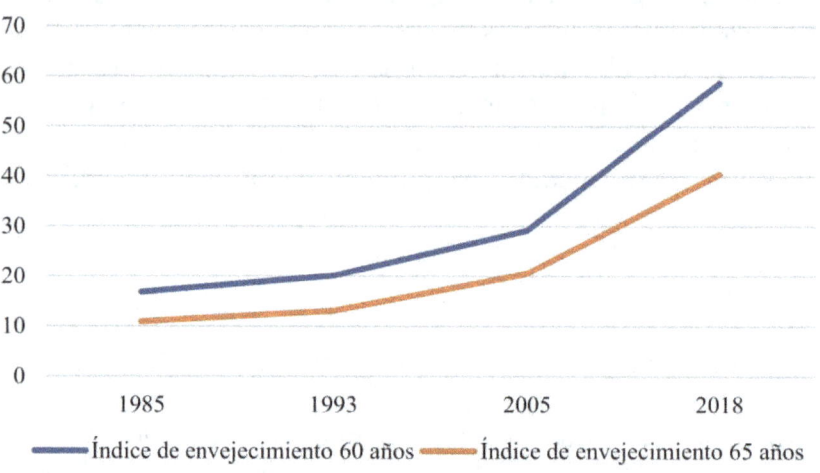

Fuente: DANE, Censo de población Colombia año 2018

El proceso de transición demográfica que se experimenta en Colombia y el mundo, se evidencia en una menor participación de la población infantil y mayor participación de las personas adultas mayores en el total de la población, el envejecimiento poblacional obedece al descenso en las tasas de fecundidad; sumado a esto, desde el punto de vista epidemiológico, este grupo de población presenta características de alta vulnerabilidad en cuanto a los aspectos alimentarios y nutricionales, la alimentación adecuada es un factor protector para un envejecimiento saludable que depende de condiciones y estilos de vida adoptados desde la infancia y juventud.

El comportamiento demográfico y las condiciones de vulnerabilidad de este grupo etario, ha llevado a los gobiernos a prestar atención a las políticas públicas y atención en salud, con el propósito de mitigar los riesgos generados por la pobreza, la exclusión, la desigualdad en el ejercicio de los derechos, así como las condiciones de salud y nutrición que afectan su calidad de vida (Bejarano, 2014).

Colombia cuenta con normatividad para proteger a las personas adultas mayores, es así como la Ley 1251 de 2008, se orienta a "proteger, promover, restablecer y defender los derechos este grupo poblacional, orientar políticas que tengan en cuenta el proceso de envejecimiento, planes y programas por parte del Estado, la sociedad civil y la familia y regular el funcionamiento de las instituciones que prestan servicios de atención y desarrollo integral de las personas en su vejez" (Senado de la República de Colombia, 2008); así mismo, la Ley 1315 de 2009 busca "garantizar la atención y prestación de servicios integrales con calidad a la persona adulta mayor en las instituciones de hospedaje, cuidado, bienestar y asistencia social" (Senado de la República de Colombia, 2009)

La Política Colombiana de Envejecimiento Humano y Vejez 2015-2024, se propone lograr que las personas adultas mayores, de hoy y del futuro alcancen una vejez autónoma, digna e integrada, dentro del marco de la promoción, realización y restitución de los derechos humanos; así mismo, se orienta a generar condiciones para el envejecimiento humano, entendido como el derecho de las y los colombianos, en condiciones de igualdad, a una vida autónoma, digna, larga y saludable, consistente con el principio de corresponsabilidad individual, familiar y social (Ministerio de la Protección Social, 2015).

La política mencionada, en concordancia con las acciones de la Política Nacional del Seguridad Alimentaria y Nutricional contempla en sus líneas de acción el fomento de la seguridad alimentaria y nutricional entendida como "la disponibilidad suficiente y estable de alimentos, el acceso y el consumo oportuno y permanente de los mismos en cantidad, calidad e inocuidad, bajo condiciones que permitan su adecuada utilización biológica para llevar una vida saludable y activa" (Departamento Nacional de Planeación, 2007); en esta línea se orientan las acciones dirigidas a las personas adultas mayores y al conjunto de las y los colombianos.

Para dar cumplimiento a las políticas y normas de atención y protección a la persona adulta mayor y atender sus necesidades de intervención integral, en lo que a nutrición se refiere, es preciso conocer los factores que determinan la situación alimentaria y nutricional de este grupo poblacional con el fin de garantizar condiciones de bienestar y mejorar su calidad de vida (Bejarano, 2014).

Desde el punto de vista de nutrición, la persona adulta mayor presenta cambios fisiológicos y morbilidades que afectan su bienestar, calidad de vida y limitan su funcionalidad; se encuentran más expuestos a condiciones de vulnerabilidad por la edad, el género, estado civil; sumado a factores como la dependencia, se observa que un porcentaje elevado pasan de ser jefes de familia a formar hogares autónomos o ser dependientes en hogares multigeneracionales u hogares institucionales, con limitación de recursos económicos, factores que afectan su alimentación y su estado nutricional.

La alimentación es un proceso biopsicosocial que guarda estrecha relación con los cambios que en las diferentes dimensiones presentan las personas adultas mayores, las alteraciones son causa de varias de las situaciones patológicas que presentan y se ve afectada por las condiciones de salud y aspectos sociales y psicológicos que rodean su vida, se refleja en el estado nutricional y guarda estrecha relación con la funcionalidad, el estado de salud y el bienestar; la alimentación saludable desde épocas tempranas de la vida, es un factor protector para el estado nutricional.

Los cambios fisiológicos del adulto mayor y la presencia de patologías o síndromes geriátricos son claves para determinar sus requerimientos nutricionales y recomendaciones de alimentación, tanto desde el punto de vista cuantitativo como cualitativo, que garanticen su consumo, aprovechamiento biológico y bienestar nutricional (Ministerio de Salud y Protección Social, 2016).

La intervención nutricional de la persona adulta mayor debe realizarse de manera individualizada, considerando su estado nutricional, condiciones de salud, funcionalidad, presencia de síndromes geriátricos y debe realizarse por un equipo interdisciplinario de profesionales. La evaluación del estado nutricional debe ser realizada considerando las limitaciones y sesgos que pueden generarse por las condiciones propias de este grupo de edad; se deben utilizar métodos y técnicas sencillas, fáciles de aplicar, que incluyan la valoración de la funcionalidad como predictor del estado nutricional.

Situación nutricional del adulto mayor en Colombia

La población adulta mayor es considerada como grupo en riesgo de sufrir malnutrición; se ha observado que el alto consumo de fármacos, los trastornos del afecto, las alteraciones cognitivas y la deficiente dentición, son algunas de sus causas, principalmente en los mayores de 80 años. Dentro de las principales consecuencias de la malnutrición se presentan, alta prevalencia de enfermedades cardiovasculares, secundarias a sobrepeso, principalmente en el grupo comprendido entre 60 y 79 años, anemia de diferentes orígenes, úlceras por presión, deterioro cognitivo, caídas y fracturas, entre otras.

Perspectivas de la nutrición de la persona adulta mayor, aportes de la ENSIN 2015.

La Encuesta de situación nutricional en Colombia – ENSIN- (2018), evalúo 44.000 hogares de las zonas cabecera y resto y un total de 151.343 personas entre 0 y 64 años; si bien incluye individuos de 60 a 64 años, no incluye la totalidad de población de adultos mayores; sin embargo, los resultados pueden ser un marco de referencia para comprender el efecto que tiene la situación nutricional en los años siguientes del curso de vida.

Esta encuesta mostró una serie de resultados que de no atenderse afectarán el estado de salud a medida que avanzan las etapas del ciclo vital, se encontró mayor déficit nutricional en niveles bajos de SISBÉN y en áreas rurales; en la población de 18 a 64 años se evaluaron prácticas alimentarias encontrando bajo consumo de alimentos saludables, evidenciados en una prevalencia de consumo de verduras crudas de 80,3 %, con una frecuencia día de 0,5, consumo de verduras cocidas de 72,4 % y la frecuencia día de 0,4; el consumo de frutas enteras fue de 75,9 % y la frecuencia/día de 0,5, las frutas en jugo fueron consumidas en un 89,3 % y su frecuencia/día de 1,0; estos resultados se encuentran por debajo de lo recomendado por la OMS de un consumo diario de 400- 500 gramos de frutas y verduras por día (ICBF, Minsalud, 2018).

Entre las prácticas no saludables que pueden tener efectos negativos sobre el estado de salud, se encontró la prevalencia de uso de salero en la mesa de 17,6%, con una frecuencia/día de 0,2; la prevalencia del consumo de alimentos de paquete de 51,3% y la frecuencia/día de 0,2, de comidas rápidas de 54,5% y la frecuencia/día de 0,1, de alimentos fritos de 86,2% y la frecuencia día de 0,5, de bebidas alcohólicas 41,1% y la frecuencia/día de 0,1 (3 veces/mes). En cuanto al consumo de bebidas energizantes se observó una prevalencia de 12,5 % y una frecuencia/día de 0,03 (ICBF, Minsalud, 2018).

En Colombia, según los resultados de la ENSIN 2015, la inactividad física, se asocia con un mayor riesgo de mortalidad por todas las causas comparado con quienes cumplen con los lineamientos sobre práctica. La población de adultos de 18 a 64 años solo el 51,3% cumplía con las recomendaciones de actividad física de la OMS. Así mismo, el promedio de fuerza muscular medida por dinamometría fue de 31,7 KgF ± 11,1, valor inferior con relación a lo reportado a nivel internacional (ICBF, Minsalud, 2018).

Respecto a la prevalencia de obesidad abdominal, considerada factor de riesgo cardiovascular en los hombres adultos colombianos fue de 39,3%, mientras que en mujeres de 18 a 64 años se encontró en el 59,6 % de la población.

El exceso de peso según IMC para el grupo de 18 a 64 años, según los resultados de la ENSIN 2015, ha venido registrando incremento al pasar de 47,5% en el año 2005 a 52,5% en 2010; en el 2018 fue de 56, 5%, 37,8 % sobrepeso y 18,7% en obesidad y su tendencia seguirá incrementando, similar a lo que ocurre durante las etapas anteriores del curso de vida.

Si bien es cierto, no todos los resultados presentados anteriormente son extrapolables a la totalidad de los adultos mayores, permiten estimar que la malnutrición, especialmente por exceso muestra tendencia al incremento con la edad, que de continuar así, el futuro de la población de adultos mayores no va a ser saludable y sus consecuencias se observarán en las etapas siguientes del ciclo vital, con mayor presencia de enfermedades crónicas no transmisibles (Ver figura 2).

Figura 2. Exceso de peso por grupos de edad en la población colombiana, 2018

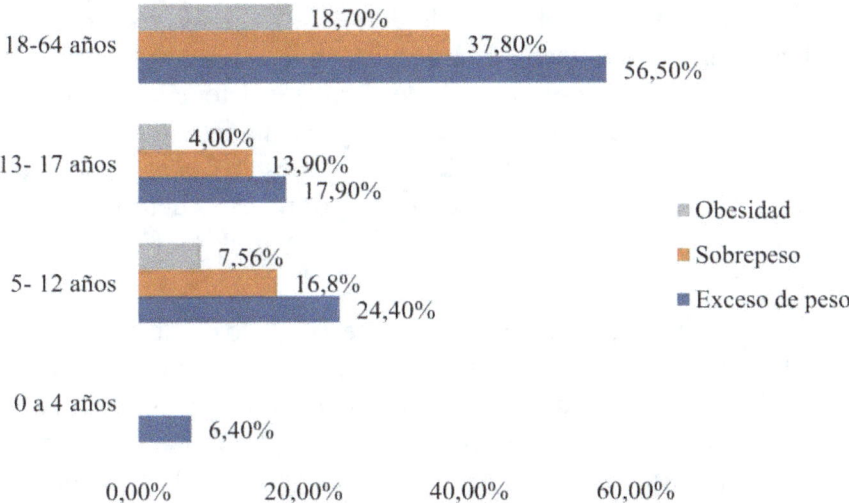

Fuente: Encuesta Nacional de situación nutricional en Colombia, ENSIN 2015.

El estado nutricional de la persona adulta mayor en Colombia y sus determinantes. Encuesta SABE, 2016

La valoración nutricional en este grupo, especialmente en los más viejos, requiere medidas antropométricas diferentes a las utilizadas en los adultos, así como la elaboración de instrumentos específicos, como lo hizo la encuesta SABE - Situación de Salud, Bienestar y Envejecimiento en Colombia, 2014-2015 (2016), en su componente de nutrición, un estudio de corte transversal, con un enfoque metodológico cuantitativo, representativo para la población de hombres y mujeres mayores de 60 años en el país, realizado en el marco de los Determinantes del Envejecimiento Activo y desde el modelo de los Determinantes Sociales de la Salud.

41

Este estudio hace parte integral sistema nacional de estudios y encuestas poblacionales para la salud, que define una agenda programática en la cual se priorizan los estudios que requiere el País para las evaluaciones periódicas que permitan realizar el seguimiento de las dimensiones del Plan Decenal de Salud Pública en Colombia. Con la encuesta se logró caracterizar la salud de las personas adultas mayores a nivel geográfico, sociodemográfico, epidemiológico y permitió obtener indicadores en salud en términos de envejecimiento, sobre los servicios integrales del sistema de salud y asistencia social para personas adultas mayores, a su vez se presenta información de su estado nutricional, biomarcadores, bienestar, esperando con futuras investigaciones profundizar sobre sus determinantes, mediante el análisis y la asociación de variables (Minsalud y otros, 2016).

La encuesta permitió caracterizar los determinantes conductuales del envejecimiento activo en cuanto a hábitos, actividad física, estado nutricional, salud bucal y autocuidado; para evaluar la situación nutricional de la población adulta mayor aplicó la prueba Minutritional assesment – MNA-, la *Evaluación nutricional mínima* es un instrumento diseñado para detectar riesgo nutricional a partir de la medición de 18 variables que incluyen mediciones de antropometría, evaluación global, dietética y subjetiva. Los resultados se evalúan según los puntajes obtenidos para cada una de las variables evaluadas, así: de 24 a 30 puntos, sin riesgo nutricional o normal; de 17 a 23 puntos con riesgo de malnutrición y menor de 17 puntos con desnutrición; el instrumento permite identificar necesidades de intervención y en algunos casos complementar con evaluación bioquímica (Organización Panamericana de la Salud, 2007).

Además, en la encuesta SABE (2016), se determinó el índice de masa corporal y se clasificó como bajo peso (IMC<18.5), normal (19 a 24.9), sobrepeso (25- 30) y obesidad (tipo I: 30.0 – 34.9; tipo II: 35.0 – 39.9; tipo III: = 40) (8,9). La medición de la talla o estatura en centímetros se ajustó con la variable altura de rodilla debido a los cambios corporales ocurridos por el envejecimiento.

La presencia de malnutrición en la persona adulta mayor es un proceso multifactorial y por lo tanto la evaluación del estado nutricional requiere además de las medidas antropométricas, el conocimiento del estilo de vida, uso de medicaciones, comorbilidad, la identificación de depresión o demencia, hábitos de alimentación y autopercepción de la salud.

Los resultados de la evaluación con el MNA mostraron que el 2,2% (IC95% 1,7-2,9) de la población se encontró en estado de desnutrición; el 43,1% (IC95% 40,8-45,5) en riesgo de malnutrición y el 54,7% (IC95% 52,1-57,3) en categoría de normalidad.

La encuesta SABE (2016), mostró que el riesgo de malnutrición aumenta a medida que la edad progresa, en los mayores de 60 años fue de 40,9%, mientras que en las personas mayores de 80 años fue de 47,7%. Así mismo, se encuentran en mayor riesgo de malnutrición las mujeres y las personas adultas mayores identificadas con piel oscura y la mitad de las personas adultas mayores solteras se encuentran también en esta situación.

Las personas de menores estratos socioeconómicos presentan mayor riesgo de malnutrición y la desnutrición; el 3,3% de las personas adultas mayores de estrato 1, se encontraron con desnutrición, a diferencia de las personas en estratos 5 y 6 en quienes la desnutrición fue de 0,1%. Adicionalmente, el 50,6 % de las personas en estrato 1 presentaron riesgo de malnutrición; esta frecuencia disminuye a 29,4% para las personas que pertenecen a los estratos socioeconómicos 5 y 6.

En la zona rural la mitad de las personas adultas mayores está en riesgo de malnutrición, y 6.8 %, por encima del promedio general, en categoría de desnutrición (ver Tabla 1). Las regiones Central y Pacífico también registraron mayor población en desnutrición y en riesgo de malnutrición (ver figura 3), específicamente en Cali en donde casi la mitad de la población de personas adultas mayores se halló en riesgo de malnutrición.

Tabla 1. Evaluación global del MNA en personas adultas mayores, según área geográfica de Colombia.

Zona	Desnutrición		Riesgo de malnutrición		Normal	
	%	IC 95%	%	IC 95%	%	IC 95%
Urbana	1,7	1,4 2,2	40,8	38,3 43,4	57,5	54,7 60,2
Rural	3,7	2,2-6,0	49,9	46,1-53,6	46,5	42,3-50,7

Fuente: Encuesta SABE, 2016

También se encontró que algo más de la mitad de las personas encuestadas pertenecientes al régimen subsidiado de salud se encontraron en riesgo de malnutrición, y aquellas en desnutrición superaron el promedio observado en la población general.

Figura 3. Estado nutricional de los Adultos mayores según MNA por Regiones de Colombia (%), año 2016

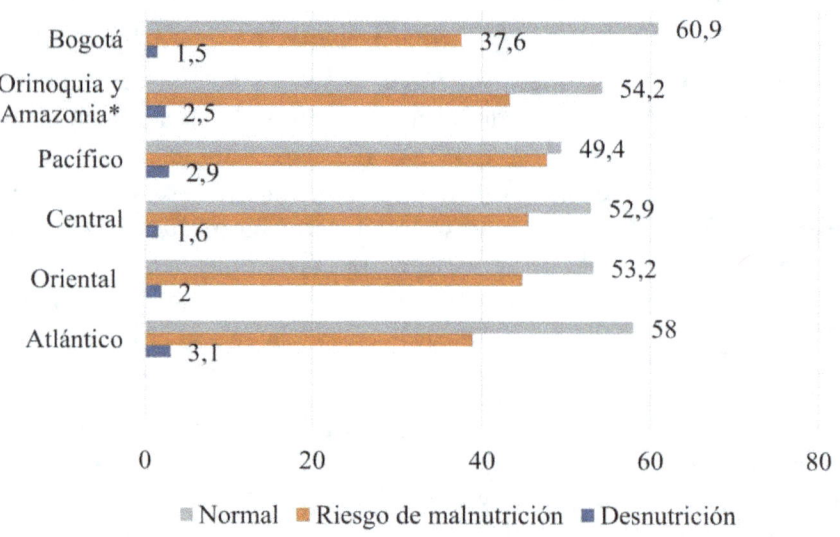

Fuente: Encuesta SABE, 2016

Respecto al estado nutricional según nivel de ingresos, la frecuencia de la desnutrición y el riesgo de malnutrición aumentó a medida que los ingresos económicos fueron más bajos; el 2,7% de las personas que reciben menos de un SMMLV estuvieron en desnutrición, mientras que ninguna de las personas adultas mayores encuestadas que reciben más de cuatro SMMLV se encontraron en esta categoría.

El 50 % de los adultos mayores con ingresos de menos de un salario mínimo están en riesgo de malnutrición, mientras que el 13,1% de quienes devengan más de cuatro SMMLV se encuentran en esta condición nutricional.

Al evaluar el estado nutricional mediante el uso del IMC se encontró que sólo el 34% presentó un índice de masa corporal adecuado, mientras que el restante 66 % presentó alguna forma de malnutrición, especialmente aquellas relacionadas con exceso de peso: 41,0%, sobrepeso y 21,9% en obesidad; el 2,8% bajo IMC (ver Figura 4).

Figura 4. Clasificación del Índice de masa corporal de las personas adultas mayores en Colombia, 2016

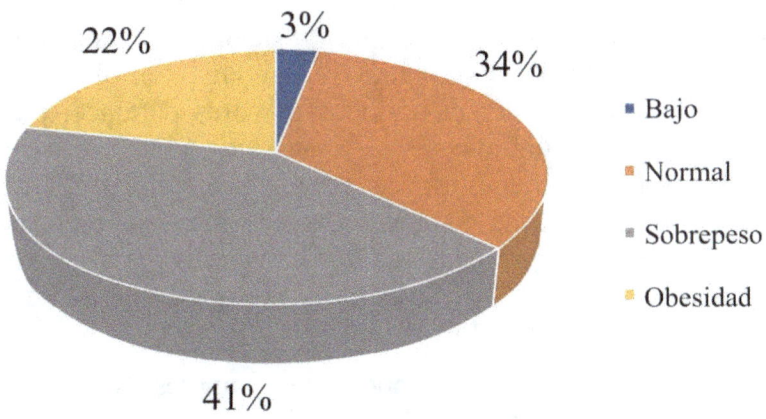

Fuente: Encuesta SABE, 2016

Al analizar estos resultados según sexo se encontró que los hombres presentaron con mayor frecuencia bajo IMC: 3% (IC95%2,2-3,9); así como sobrepeso: 42,6% (IC95% 39,1-46,2); mientras que en las mujeres fue mayor la obesidad: 27,7% (IC95%25,0-30,6) (Figura 4).

45

Las condiciones de vulnerabilidad social se relacionan con presencia de IMC bajo; se encontró que esta condición nutricional fue más frecuente en personas viudas, separadas o solteras entre 80 a 84 años (4,3%; IC95%3,3-5,8) y en los de 85 años y más (7,1%; IC95%3,7-13,3); de igual forma en las personas adultas mayores con piel oscura, aquellos afiliados al régimen subsidiado y en los no afiliados al Sistema de Seguridad Social en Salud, y en los estratos socioeconómicos 1 (4%; IC95% 3 ,1-5,0) y 5-6 (5,1%; IC95%1,3-18,4).

Respecto a la presencia de bajo IMC por zonas, fue más frecuente en las personas residentes en zona rural; así mismo, en las regiones Atlántico y Pacífico. En Barranquilla, en personas sin ninguna escolaridad, con básica secundaria, y en aquellos con ingresos económicos menores de un SMMLV.

En cuanto al exceso de peso, el sobrepeso fue más frecuente en hombres, en adultos mayores de 60 a 64 años y en personas del grupo de edad de 70 a 74 años que se encuentran casadas o en unión libre, con color de piel claro, residentes en zona urbana, en las regiones de Orinoquia, Amazonia, en Bogotá y Barranquilla; en las personas adultas mayores pertenecientes a los estratos socioeconómicos 3 a 6, y en aquellas que se son atendidas en los regímenes especiales o de excepción del Sistema de Salud, lo que guarda coherencia con la mayor presencia de sobrepeso en las personas adultas mayores con ingresos económicos mayores a tres SMMLV y con grado de educación universitaria o de postgrado.

La obesidad fue más frecuente en mujeres, separadas o viudas y entre las edades de 60 a 69 años; la obesidad se encontró principalmente en las personas adultas mayores de piel clara, en estratos socioeconómicos 2 al 4, y residentes en zona urbana, en la región Pacífico, específicamente en la ciudad de Cali; la obesidad grado I fue la más frecuente, seguida del grado II.

Respecto al nivel de escolaridad la obesidad fue más frecuente en personas con estudios de básica primaria y tecnológicos, y en las personas adultas mayores con ingresos económicos entre uno y cuatro SMMLV. Las personas con mayor ingreso económico y nivel educativo universitario o de postgrado presentaron las frecuencias más bajas de obesidad.

La preocupación por la creciente prevalencia de obesidad a medida que avanza el curso de vida se debe a su asociación con las principales enfermedades no trasmisibles que se asocian a la morbimortalidad. Al menos tres cuartas partes de los casos de diabetes mellitus tipo 2, un tercio de los casos de ictus y enfermedades coronarias, la mitad de los casos de hipertensión y una cuarta parte de las osteoartritis pueden ser atribuidos al exceso de peso. Además de la preocupación existente en términos de salud pública por el incremento en los costos de los servicios de salud ocasionado por la atención de las patologías asociadas al exceso de peso.

La nutrición de las personas adultas mayores institucionalizados

Con respecto a condiciones nutricionales de las personas adultas mayores institucionalizadas, en un estudio realizado en la ciudad de Bogotá en el año 2017, se determinó el estado nutricional de 80 personas adultas mayores con edades entre los 60 y 99 años, institucionalizados en hogares geriátricos y gerontológicos, se estableció la prevalencia de malnutrición y se determinó el estado nutricional en relación con el género y edad, mediante un cribaje y evaluación perimétrica del estado nutricional mediante la escala Mini Nutritional Assessment. Los resultados mostraron que el 48% de la muestra presentaban riesgo de malnutrición, en el que las mujeres tienen 1,42 veces más riesgo de manifestar alteraciones en su estado nutricional. Se concluye que, modificando factores como el tipo de alimentación, su movilidad o considerando la polifarmacia como riesgo para un estado nutricional inadecuado, se puede llegar a disminuir la prevalencia de malnutrición en pacientes institucionalizados disminuyendo la carga para sus cuidadores, se disminuye el costo de mantenimiento y principalmente se mejora la salud en este tipo de población (Burgos- Pinzón et al., 2017)

Un estudio realizado por la Universidad Javeriana (2011), sobre evaluación del estado nutricional de un grupo de personas adultas mayores de un dispensario de salud, reveló que el 15% de la población estudio se encuentra en mal estado nutricional, el 66% en riesgo de malnutrición y el 19% en estado nutricional satisfactorio, siendo el mayor porcentaje de la muestra 72,5% mujeres y 27,5 % varones, el 62,5% se encuentra en el grupo etario de 70-79 años, seguido por 32,5% entre 80 y 89, el 4% de 60 a 69 años y el 1% corresponde al rango mayor de 90 años, el 100% recibe menos de un salario mínimo. Los factores de riesgo con mayor prevalencia asociados al estado nutricional fueron los relacionados con los parámetros dietéticos, en donde se encontró que el 86% de la población no consume carne, pescado o aves diariamente, el 84% no consume frutas o verduras dos veces al día y el 70% consume únicamente dos comidas al día, información obtenida de los adultos mayores y sus familiares que mostraron una fuerza de concordancia del 66% (González, 2011).

La nutrición de la persona adulta mayor, el caso de la ciudad de Pasto

El estudio realizado en la ciudad de Pasto, con la participación de un 61,7% de mujeres, con edad promedio de 72 años; el 60,1% presentó riesgo de malnutrición, el 31,8%, un estado nutricional normal y el 8,1% tiene malnutrición. Se demostró en este estudio que las personas adultas mayores residentes en la ciudad de Pasto presentan riesgo de malnutrición de acuerdo con el MNA. Se encontró asociación entre la malnutrición, la baja escolaridad y bajos estratos socioeconómicos. Es vital intervenir a esta población de forma interdisciplinaria ya que esta condición predispone otras situaciones que alteran la salud de la persona adulta mayor como deterioro cognitivo y fragilidad (Otero, 2017).

Mortalidad por deficiencias nutricionales de las personas adultas mayores

Una investigación sobre mortalidad por deficiencias nutricionales en la persona adulta mayor identificó en Colombia la tasa de mortalidad por deficiencias nutricionales de 34,5 defunciones por cien mil habitantes, 16 departamentos registraron un riesgo mayor que el nacional, siendo mayor en Vaupés, Guaviare, Guainía, Bolívar y Atlántico. Es de anotar que las mujeres aportaron más en las defunciones por deficiencias nutricionales y también registraron un riesgo mayor (35,4) que los hombres (33,4). Las defunciones fueron más frecuentes en los mayores de 80 años y los que pertenecen al régimen subsidiado en salud, pero se encontró que una proporción grande de los fallecidos no estaba asegurada. La mayor mortalidad se presenta en el grupo de edad de mayores de 80 años y los departamentos de Amazonas, Guainía y Vaupés quienes tienen las mayores tasas para todos los grupos de edad; el departamento que registró la mayor mortalidad fue Vaupés con un riesgo de 658,8 para los hombres y 456,6 para las mujeres, superando a todos los demás, por un amplio margen (Cardona, 2012).

Las defunciones por desnutrición en Colombia para la persona adulta mayor en el periodo de estudio fueron 3.275 (0,5% del total de muertes). La tasa de mortalidad varía entre 5,4 y 108,3 por cada 100.000 personas adultas mayores. La mayor mortalidad se presenta en los mayores de 80 años, especialmente en hombres.

La desnutrición proteica calórica en las personas adultas mayores es la causa más frecuente de muerte por desnutrición, seguido de las anemias nutricionales (Rodríguez, 2019).

Conclusiones

Las personas adultas mayores de 60 años representan el 13,4% de la población colombiana, lo que sumado a la tendencia del índice de envejecimiento de 16,8% en el año de 1985 a 59,4% en 2018, muestra que se trata de un grupo de población que debe tener prioridad en las políticas públicas orientadas a garantizar su calidad de vida; la ENSIN 2015, revela tendencia ascendente de las cifras de malnutrición especialmente el sobrepeso y la obesidad a medida que avanza el curso de vida, resultado de prácticas alimentarias y de estilos de vida poco saludables.

Los resultados de la encuesta SABE muestran que la población de personas adultas mayores se encuentra expuesta a situaciones de riesgo y desnutrición, reflejada en un 2,2% en estado de desnutrición y un 43,1% en riesgo de malnutrición, condición que aumenta a medida que la edad progresa, pasando de 40,9% en mayores de 60 años a 47,7% a los 80 años, situación crítica en la población rural y de menor estrato socioeconómico.

Las deficiencias nutricionales sean de causa primaria o secundaria, son muy frecuentes en las personas adultas mayores, lo que se evidencia en estudios de caso de población institucionalizada donde se encontró riesgo de desnutrición en un 60%.

La desnutrición proteico- calórica y las anemias nutricionales han sido documentadas como causas de mortalidad en este grupo de población en Colombia con tasas que oscilan entre 5,4 y 108,3 por cada 100.000 personas adultas mayores.

La situación nutricional del adulto es un determinante de su bienestar y calidad de vida y guarda estrecha relación con su funcionalidad, resistencia a enfermedades, su estado psíquico y desempeño social, es necesario orientar acciones que permitan consumir los tiempos de comida necesarios para garantizar las recomendaciones de calorías, macronutrientes y micronutrientes y prevenir o mitigar las enfermedades crónicas no transmisibles.

Las intervenciones del Estado con acciones de promoción y prevención, los entornos orientados al mantenimiento de los hábitos saludables durante el curso de vida, la dieta equilibrada, la práctica de la actividad física diaria, el cuidado de la salud y la abstención de fumar, disminuyen el riesgo de presentar enfermedades crónicas no transmisibles y conservar las facultades físicas y mentales en edades avanzadas.

Se deben definir medidas de protección social para las personas adultas mayores con vulnerabilidad social y económica, aquellos con mayor riesgo de malnutrición, enfermedades crónicas no transmisibles y carencias nutricionales que pueden ser las responsables de la mortalidad; puesto que muchos de ellos carecen de recursos económicos para satisfacer sus necesidades básicas, entre ellas la alimentación.

Referencias

Arango, V. E., Ruiz, I. C. (s.f). Diagnóstico de los adultos mayores de Colombia. Fundación Saldarriaga Concha.

Bejarano- Roncancio, J. J., Ardila-Guzmán, L. S., Rodríguez, A. M. (2014). Alimentación, nutrición y envejecimiento: un análisis desde el enfoque social de derechos. Rev Fac Med. 62(1): S73-7915/07/2014

Burgos- Pinzón, N. C., Caicedo-Ramos L. J., Ortiz- Moreno P. A., Silva-Rodríguez, W. N. (2017). Estado nutricional de los adultos mayores institucionalizados en siete hogares gerontológicos de la ciudad de Bogotá en el año 2017. Trabajo de grado presentado para obtener el título de Especialista en Medicina Familiar y Comunitaria, Universidad de ciencias aplicadas y ambientales, UDCA.

Cardona-Arango, D., Segura-Cardona, Á., & Espinosa-López, A. M. (2012). Mortalidad de adultos mayores por deficiencias nutricionales en los Departamentos de Colombia. Revista de Salud Pública, 14(4), 584-597.

CEPAL. (2017). Envejecimiento provocará caída de la población de América Latina y el Caribe hacia 2060. https://www.cepal.org/es/comunicados/cepal-envejecimiento-provocara-caida-la-poblacion-america-latina-caribe-2060

Departamento Administrativo Nacional de Estadística-DANE-. (1985). Censo Nacional de Población y Vivienda. Bogotá, 1985.

Departamento Administrativo Nacional de Estadística-DANE-. (2018). Censo Nacional de Población y Vivienda. Bogotá, 2018.

Departamento Nacional de Planeación (2007). Política Nacional de seguridad alimentaria y nutricional. Bogotá, 2007.

González, G. J. (2011). Evaluación del estado nutricional de un grupo de adultos mayores pertenecientes al plan nueva sonrisa dispensario Santa Francisca Romana. Trabajo de grado presentado como requisito para optar al título de nutricionista dietista. Pontificia Universidad Javeriana, 2011

Instituto Colombiano De Bienestar Familiar -ICBF-. (2015) Documento Técnico Guías Alimentarias basadas en Alimentos para la población Colombiana Mayor de 2 años. Noviembre de 2015.

Instituto Colombiano de Bienestar Familiar -ICBF-, Ministerio de salud y protección social. (2018). Encuesta Nacional de la Situación Nutricional en Colombia - ENSIN 2015-: 1-513. http://www.ensin.gov.co

Ministerio de la Protección Social (2009). Ley 1258 de 2008.

Ministerio de Salud y Protección Social. (2015). Política Colombiana de Envejecimiento Humano y Vejez 2015-2024

Ministerio de Salud y Protección Social. (2016). Recomendaciones de Ingesta de Energía y Nutrientes- RIEN para la población colombiana. Resolución No. 003803.

Ministerio de Salud y Protección Social - Departamento Administrativo de Ciencia Tecnología e Innovación, COLCIENCIAS. Universidad del Valle y Universidad de Caldas (2016). Encuesta SABE Colombia: Situación de Salud, Bienestar y Envejecimiento en Colombia. Colombia. 476p.

OMS. (2019). Datos interesantes acerca del envejecimiento. https://www.who.int/ageing/about/facts/es/

Otero, M. R. & Rosas, E. G. (2017). Valoración nutricional de las personas mayores de 60 años de la ciudad de Pasto, Colombia. Ciencia y enfermería, 23(3), 23-34. DOI: 10.4067/s0717-95532017000300023

Organización Panamericana de la Salud. (2007). Valoración Nutricional del Adulto Mayor. http://www.sld.cu/galerias/pdf/sitios/gericuba/modulo5

Rodríguez, M. G., Sichacá, E. G. (2019). Comportamiento de la mortalidad por desnutrición en el adulto mayor, Colombia, 2014- 2016. Biomédica; 39(4).

Senado de la República de Colombia. (2008). Ley 1251 de 2008. Bogotá, Colombia.

Senado de la República de Colombia. (2009). Ley 1315 de 2009. Bogotá, Colombia.

La salud bucal de la persona adulta mayor en Colombia

Ana María Erazo-Coronado[3]
Felipe El Forzoli-Dau[4]

Introducción

A nivel mundial la población mayor de 60 años ha venido aumentando a tal punto que se estima que en el 2050 corresponderá al 21% de la población total (Borda & García-Cifuentes, 2017). En Latinoamérica, en términos poblacionales se está experimentando un aumento de la esperanza de vida y, por ende, de las personas adultas mayores (Cardona & Peláez, 2012), caso al que no escapa Colombia. En 2005 el 6.3% de la población colombiana tenía más de 65 años y en 2018, con una estimación preliminar de la población colombiana en 48.258.494 de personas según el DANE (2018), ese porcentaje se incrementó a 9.1% y se prevé que alcance más de 6 millones de personas adultas mayores hacia el año 2020 (Borda & García-Cifuentes, 2017).

Esta situación de inversión de la pirámide poblacional con el aumento de la expectativa de vida se traducirá en un aumento sustancial del número de visitas de las personas de la tercera edad a la consulta médica, hecho en el que no se puede soslayar la relación de comunicación que se establece entre el profesional de la salud y el paciente adulto mayor (Ekdahl, Andersson & Friedrichsen, 2010) teniendo presente sus particularidades (Paşca, 2011).

[3] Odontóloga (Universidad de Cartagena), Especialista en Endodoncia (Universidad Estadual de Campinas, Brasil)) / Especialista en Docencia Universitaria (Universidad Metropolitana) / Doctor en Comunicación (Universidad del Norte).
[4] Odontólogo (Universidad Metropolitana), Especialista en Rehabilitación Oral (Fundación Universitaria San Martín) / Especialista en Docencia Universitaria y Magíster en Educación (Universidad Metropolitana).

Al tener en cuenta la edad del paciente, surgen posibles problemas asociados a ésta, como es la presencia de deterioros cognitivos que impidan recordar, poniendo de manifiesto retos adicionales al profesional de la salud al momento de comunicarse con sus pacientes (Pichora-Fuller, Dupuis, Reed & Lemke, 2013). Las dificultades de la retención de memoria que les permita conservar informaciones sobre acontecimientos pasados (retención mnésica) en la persona adulta mayor, hacen que se busquen estrategias con las cuales suplir estas condiciones, (Murillo, 2010).

Teniendo en cuenta que el odontólogo es uno de los profesionales más significativos en el entorno de salud de la persona adulta mayor, el profesional deberá tratar de generar empatía y confianza en el paciente, mostrando respeto, disposición a la escucha y llegado el momento, si considera necesario, intercalar periodos de anamnesis con periodos de revisión clínica, con el fin de no fatigarlo (Murillo, 2010). De esta manera, se podrán construir lazos que hagan posible al paciente regresar donde el profesional y trabajar en mutua colaboración.

La salud bucal no es ajena a esta problemática, considerando el impacto que puede generar en la calidad de vida de la persona adulta mayor. Estudios realizados en Colombia evidencian que la educación en higiene bucal, el tratamiento especial debido a enfermedades sistémicas y el tratamiento periodontal son las tres principales necesidades de tratamiento en la persona adulta mayor (Aránzazu, Hernández, Gutiérrez & Agudelo, 2013), incidiendo en su calidad de vida.

Salud bucal y calidad de vida

La relación entre calidad de vida y salud se ha ido posicionando como un tema importante en el campo de la salud pública (Posada-López et al., 2013). Al relacionar la salud con la calidad de vida se tienen en cuenta aspectos tales como la salud física, mental, social y emocional (Fernández, Fernández & Cieza, 2010), incluyéndose dentro de estos aspectos necesidades tales como alimentación, descanso, sexo, seguridad física, apoyo familiar, empleo, respeto, autoconfianza y autorrealización entre otros (Urzúa, 2010).

La relación entre calidad de vida y salud se fundamenta en la idea o autopercepción de la persona sobre su estado y capacidad de funcionamiento. En un estudio realizado en Medellín (Colombia), las personas adultas mayores asocian la calidad de vida con la resolución de las necesidades básicas vitales para poder seguir desarrollándose como seres humanos (Alzate-Urrea, Agudelo-Suárez, López-Vergel, López-Orozco, Espinosa-Herrera & Posada López, 2015).

Es así como en el Estudio Nacional de Salud, Bienestar y Envejecimiento SABE Colombia (2015) se revela que la percepción de los individuos sobre lo que consideran calidad de vida se resume en tres elementos: la salud, la condición económica y la satisfacción de las necesidades básicas, siendo que el orden de importancia que le otorgan a cada uno de esos elementos varía, así en los sitios más pobres consideran más importante los recursos económicos mientras que en los estratos altos le dan mayor importancia a la salud.

La salud bucal constituye un pilar fundamental de la salud y calidad de vida de las personas (Allen, 2013), considerando que el desempeño diario puede verse afectado por las alteraciones de la cavidad bucal (Griffin, Barker, Griffin, Cleveland & Kohn, 2009), trayendo como consecuencia repercusiones en los estilos de vida. La mayor correlación evidenciada entre la salud bucal y la salud general, radica en la relación entre las condiciones bucales y las enfermedades crónicas no transmisibles, teniendo como resultado la aparición de factores de riesgo compartidos (Slade & Spencer, 1994), situación que ocurre en las personas adultas mayores que tienen una salud bucal deficiente, asociada generalmente a una mala salud general que afecta su calidad de vida (Locker & Quiñonez, 2009; Inukai, Baba, John & Igarashi, 2008)

Todo lo anterior pone de relieve la necesidad de fortalecer la asistencia médica general y en salud oral, mediante la enseñanza de conductas de prevención y estilos de vida saludables para esta población específica (Cerón-Bastidas, 2014).

55

Percepción de la salud bucal del paciente adulto mayor en Colombia

El concepto de salud en adultos tiene un gran componente de subjetividad, dependiendo de las condiciones fisiológicas, las competencias funcionales, el bienestar psicológico y el apoyo social (Castaño-Vergara & Cardona-Arango, 2015).

En un estudio realizado en la ciudad de Medellín sobre las condiciones de salud oral y estado protésico de la población adulta mayor atendida en la red hospitalaria pública de Medellín, en lo que se refiere a los indicadores de salud oral auto percibida, las personas atendidas en centros de salud (hombres, ≥ 75 años, con estudios primarios, en zona urbana y con apoyo social bajo) reportaron su estado de salud como malo. Sin embargo, al analizar la satisfacción con el estado dental, surgieron las mujeres como las más insatisfechas. Del total de la población estudiada, el grupo de ≥75 años obtuvo resultados significativos ($p<0,05$) para el reporte de problemas orales en el último mes (Posada-López, Agudelo-Suárez & Meneses-Gómez, 2016). Así mismo, en el estudio de Alzate-Urrea et al. (2015), en lo que se refiere a la percepción sobre la salud bucal, las mujeres adultas mayores manifestaron sentirse incómodas e insatisfechas con el estado de su boca, lo que se traduce en dificultades para desarrollarse en su entorno social.

Estado de la salud bucal de la persona adulta mayor en Colombia

En Colombia, no se tenía mayor información sobre el estado de salud bucal de la persona adulta mayor, ya que hasta 1998 se habían realizado tres estudios nacionales de morbilidad oral en los años 1965, 1980 y 1998, sin que se especificara la situación oral de las personas mayores (Munévar, Rojas & Marín, 2002). Dieciséis años después, se publicó el IV Estudio Nacional de Salud Bucal (ENSAB IV, 2014), que contempla, entre otros aspectos, al grupo etario de 65 a 79 años (persona adulta mayor) y reporta también los factores de riesgo para este grupo poblacional destacándose el consumo de cigarros. Se evidencia que el 7,19% de las personas fuma habitualmente, el 3,37% lo hace de manera ocasional mientras que el 6,04% fuma al revés (candela invertida).

En el ENSAB IV se reportaron los hallazgos relacionados a caries, estado periodontal, edentulismo, prótesis y lesiones asociadas a prótesis para todos los grupos etarios incluido el grupo de 65 a 79 años. Sobre los aspectos enumerados anteriormente, vale la pena hacer algunas consideraciones y conocer las cifras que se evidenciaron para esta población en particular:

Caries: llaman la atención los resultados de este estudio en lo referente a caries, ya que sitúan la experiencia de caries en un 96,26% y la prevalencia en un 43,47%. En lo que se refiere al sexo, los valores se muestran mayores para los hombres (prevalencia 53,07%) que para las mujeres (prevalencia 35,51%) y en lo que tiene que ver con procedencia, se reporta un mayor porcentaje de experiencia de caries en la región Oriental (98,59%) y de prevalencia en la región Atlántica (61,89%) (ENSAB IV, 2014).

Estado Periodontal: el valor del índice de extensión y severidad de enfermedad periodontal demuestra que el 79,0% de todas las superficies dentales evaluadas por individuo evidencian pérdida del nivel de inserción clínico (NIC), siendo mayor la pérdida en hombres (81,22%) que en mujeres (76,90%), observándose la mayor severidad en la zona Atlántica (3,59 mm) (ENSAB IV, 2014).

Edentulismo: en la población adulta mayor en Colombia, el 54.37% presenta pérdida total de los dientes inferiores, siendo que el 37,71% presenta pérdida total de dientes superiores, siendo la región Pacífica la que ostenta mayor porcentaje de ausencia de dientes inferiores (66,97%) y Bogotá la que tiene mayor pérdida de dientes superiores (51,42%) (ENSAB IV, 2014).

Prótesis Dentales: en lo que se refiere a presencia de prótesis parcial en maxilar superior, el 75,6% de la población la usa, siendo mayor para el sexo femenino, siendo la región Atlántica la que hace menor uso de este tipo de prótesis (57,65%). En relación con la prótesis parcial inferior, el 48,77%

la usa, evidenciándose la región Atlántica como la que menos la usa (26,3%) (ENSAB IV, 2014).

Por otra parte, un estudio realizado en Colombia dos años después, evidencia que el 68 % de los hombres y el 72 % de las mujeres necesitan cambio en la prótesis superior, siendo además que un poco más de la mitad en ambos sexos necesitan cambiar la prótesis inferior. Sobre las condiciones de higiene oral, se reporta que el 74 % de los hombres y el 64 % mujeres no se retiran la prótesis superior en la noche para dormir, aumentando estos valores cuando se habla de retirar la prótesis inferior para dormir (81 % de los hombres y 48 % de las mujeres) (Posada-López, Agudelo-Suárez & Meneses-Gómez, 2016), por desconocimiento en la mayoría de los casos, de la contraindicación de dormir con prótesis, e higienizarla junto con el reborde alveolar. La dificultad de los pacientes al cepillar la lengua, debido a la disminución de la motricidad fina por la edad u olvido de esta actividad hace susceptible al paciente a la aparición de lesiones en la cavidad bucal (Rebolledo, De la Cruz, Hernández & Núñez, 2018).

Lesiones asociadas al uso de prótesis: el ENSAB IV (2014) evidenció como lesiones más frecuentes asociadas al uso de prótesis en primer lugar la estomatitis protésica y en segundo lugar el aumento tisular por prótesis. Para el primer caso, se observó un 39,65% de estomatitis protésica, con mayor aparición en mujeres (48,87%) que en hombres (28,55%), siendo mayor la proporción en los adultos mayores de la región Oriental (53,45%). En el caso del aumento tisular por prótesis, ocurre en un 10,55% de los casos, siendo mayor su incidencia en mujeres (11,43%) que en hombres (9,49%). Estos datos son mayores a los obtenidos dos años atrás en el estudio de Moreno et al. (2012), quienes reportaron úlceras en mujeres en un 10%, con un 11% de aumentos fibrosos en los rebordes superiores e inferiores.

Otro tipo de lesiones en cavidad bucal: Según Posada-López, et al., (2016), hay mayor prevalencia en hombres de candidiasis (12%) y leucoplasia, mientras que en las mujeres hay mayor prevalencia de úlceras (6,5%). Una investigación realizada en Barranquilla, en personas adultas mayores institucionalizadas con hipertensión arterial evidenció que ningún paciente se encontraba en un 100% sano, ya que hubo un promedio de tres lesiones por paciente, siendo la pseudoplaca en lengua la lesión de mayor frecuencia (54,83%), seguida por queilitis angular (45,16%), candidiasis pseudomembranosa (40,32%) (Rebolledo et al., 2018).

Impacto de la salud bucal

Un estudio realizado en Ciudad de México identificó las dimensiones de mayor impacto en la salud bucal de la persona adulta mayor en su orden: 1) malestar psicológico, 2) dolor físico y 3) incapacidad física, concluyendo que el estado bucodental influye en la calidad de vida de las personas adultas mayores afectando sus actividades diarias (Fuente-Hernández, Summano-Moreno & Sifuentes-Valenzuela, 2010).

En Colombia el impacto de la salud bucal sobre la calidad de vida se reporta en un alto porcentaje (74,1%), emergiendo la función psicosocial como la de mayor impacto, relacionándola con la incomodidad que sienten las personas adultas mayores al comer frente a otras personas por problemas dentales (Díaz, Arrieta & Ramos, 2012). La presencia de lesiones orales tiene un impacto en el bienestar del individuo, siendo las úlceras orales, la hiperplasia gingival y las lesiones herpéticas las que reportan un mayor impacto, con el factor psico-social siendo el más afectado (Díaz, 2016).

Lo anterior confirma la influencia de la salud bucal en la calidad de vida de las personas adultas mayores, con las consecuentes implicaciones en la realización de sus actividades cotidianas, emergiendo como un importante problema de salud pública que debe ser abordado, debido a la creciente demanda de atención de este grupo poblacional en Colombia.

Conclusiones

La atención al paciente no debe concentrarse únicamente en la enfermedad sino considerar además el contexto social y cultural en el que se desenvuelve, la familia y redes de apoyo. En la persona adulta mayor, estas consideraciones cobran mayor importancia, toda vez que padecen una mayor afectación de enfermedades crónicas que inciden en su discapacidad, dependencia y alteración de la calidad de vida.

La salud bucal hace parte de la calidad de vida de los pacientes adultos mayores, en donde se manifiestan algunas condiciones sistémicas representadas en alteraciones de la cavidad oral, siendo vital la adopción de estilos de vida saludables con el propósito de tener personas adultas mayores más sanos, funcionales, con mejor calidad de vida y productivos socialmente.

Se hace necesario fortalecer la asistencia médica general y en salud oral, haciendo énfasis en el aspecto educativo, mediante la enseñanza de conductas de prevención y estilos de vida saludables para esta población específica, aunado al refuerzo en la promoción de estilos de vida saludables con la población joven, lo que permitirá disfrutar de su etapa de vejez con una buena calidad de vida.

Referencias

Alzate Urrea, S., Agudelo Suárez, A., López Vergel, F., López Orozco, C., Espinosa Herrera, É., Posada López, A., & Meneses Gómez, E. (2015). Calidad de vida y salud bucal: Perspectiva de adultos mayores atendidos en la red hospitalaria pública de Medellín, Colombia. Gerencia y Políticas de Salud, 14(29), 83-96. DOI: 10.11144/Javeriana.rgyps14-29.cbsv

Aránzazu Moya, G.C., Hernández Castañeda, A.A., Gutiérrez Sánchez, M.A., & Agudelo Prada, D.F. (2013). Necesidad de tratamiento bucal y calidad de vida en el adulto mayor. Ustasalud, 12, 47-54.

Borda, M.G., & García-Cifuentes, E. (2017). El adulto mayor como persona, una red compleja más allá de la enfermedad. Revista Asociación Colombiana de Gerontología y Geriatría, 31(4), 2507-2509.

Budtz-Jorgensen, E. (1990). Candida –associated denture stomatitis and angular cheilitis. Samaranayake LP, MacFarlane T. En: Samaranayake LP, MacFarlane TW. Oral candidosis. London: Wright, cap 9.

Cardona Arango, D., & Peláez, E. (2012). Envejecimiento poblacional en el siglo XXI: oportunidades, retos y preocupaciones. Salud Uninorte, 28 (2), 335-48.

Castaño-Vergara, D.M., & Cardona-Arango, D. (2015). Percepción del estado de salud y factores asociados en adultos mayores. Revista de Salud Pública, 17(2), 171-183. DOI: 10.15446/rsap.v17n2.30730

Cerón-Bastidas, X.A. (2014). Calidad de vida y su relación con la salud oral en personas de la tercera edad. Revista Nacional de Odontología, 10(19), 83-9. DOI: http://dx.doi.org/10.16925/od.v10i19.853

DANE. Departamento Administrativo Nacional de Estadística. (2018). Censo Nacional de Población y Vivienda. Bogotá. https://www.dane.gov.co/index.php/estadisticas-por-tema/demografia-y-poblacion/censo-nacional-de-poblacion-y-vivenda-2018/cuantos-somos

Díaz Cárdenas, S. (2016). Impacto de lesiones orales sobre la calidad de vida en pacientes adultos. Avances en Odontoestomatología, 32 (1), 11-20.

Díaz Cárdenas, S., Arrieta Vergara, K. & Ramos Martínez, K. (2012). Impacto de la salud oral en la calidad de vida de adultos mayores. Revista Clínica Médica Familiar, 5(1), 9-16.

Ekdahl, A.W., Andersson, L. & Friedrichsen, M. (2010). "They do what they think is the Best for me". Frail elderly patient's preferences for participation in their care during hospitalization. Patient Education and Counseling, 80 (2): 233-240. DOI: 10.1016/j.pec.2009.10.026

Fernández, J.A., Fernández, M., & Cieza, A. (2010). Los conceptos de calidad de vida, salud y bienestar analizados desde la perspectiva de la Clasificación Internacional del Funcionamiento (CIF). Revista Española de Salud Pública, 84(2),169–84.

Fuente-Hernández, J., Sumano-Moreno, O., Sifuentes-Valenzuela, M.C., Zelocuatecatl-Aguilar, A. (2010). Impacto de la salud bucal en la calidad de vida de adultos mayores demandantes de atención dental. Universitas Odontológica, 29, (63), 83-92.

Griffin, S.O., Barker, L.K., Griffin, P.M., Cleveland, J.L., & Kohn, W. (2009). Oral Health Needs among Adults in the United States with Chronic Diseases. The Journal of American Dental Association, 140(10), 1266-74.

Inukai, M., Baba, K., John, M.T., & Igarashi, Y. (2008). Does Removable Partial Denture Quality Affect Individuals' Oral Health? Journal of Dental Research, 87(8), 736-9.

Locker, D. & Quiñonez, C. (2009). Functional and Psychosocial Impacts of Oral Disorders in Canadian Adults: A National Population Survey. Journal of the Canadian Dental Association, 75(7), 521.

Ministerio de Salud y Protección Social. (2014). IV Estudio Nacional de Salud Bucal (ENSAB IV), Bogotá, D.C: Colombia. https://www.minsalud.gov.co/sites/rid/Lists/BibliotecaDigital/RIDE/VS/PP/ENSAB-IV-Situacion-Bucal-Actual.pdf

Ministerio de Salud y Protección Social – COLCIENCIAS. SABE Colombia (2015) Estudio Nacional de Salud Bienestar y Envejecimiento, 2015. Bogotá, D.C: Colombia. https://www.minsalud.gov.co/sites/rid/Lists/

BibliotecaDigital/RIDE/VS/ED/GCFI/Resumen-Ejecutivo-Encuesta-SABE.pdf

Moreno, J.A., Montoya, A.F., Gómez, D.P., Arboleda, A., Zea Restrepo, F.J., Agudelo, A.A. (2012). Situación de salud bucal y estado protésico del paciente edentado bimaxilar que acude a la Facultad de odontología de la Universidad de Antioquia: un estudio piloto. Revista Facultad de Odontología Universidad de Antioquia, 24(1), 22-36.

Munevar, A.M., Rojas, J.K., & Marín, D.J. (2002). Perfil epidemiológico bucal de los pacientes de 55 años y más que asisten a las clínicas del geronte a la facultad de odontología de la Universidad Nacional durante el primer semestre del año 2000 y cuál es la percepción que tienen estos pacientes sobre su propio estado de salud bucal. Revista Federación Odontológica Colombiana, (201): 7-32.

Murillo, M. (2010). La relación odontólogo-paciente después de los 60 años. En: Roisinblit, R. et al. (Ed), Odontología para las personas mayores (pp. 31-41). Buenos Aires: E-Book. https://www.academia.edu/40623345/Libro_de_odontologia_del_adulto_mayor_ricardo_Roinsinblit20191014_126037_1i8aoau.

Paşca, M. D. (2011). The core-values construction of the physician – patient communication, respective of the patient's age. Therapeutics, Pharmacology and Clinical Toxicology, 15 (1), 56-58.

Pichora-Fuller, M.K., Dupuis, K., Reed, M. & Lemke, U. (2013). Helping Older People with Cognitive Decline Communicate: Hearing Aids as Part of a Broader Rehabilitation Approach. Semin Hear, 34(4): 308-330. DOI: 10.1055/s-0033-1356643

Posada-López, A., Agudelo-Suárez, A. A., & Meneses-Gómez, E. J. (2016). Condiciones de salud oral y estado protésico de la población adulta mayor atendida en la red hospitalaria pública de Medellín (Colombia). International Journal of Odontostomatology, 10(1) ,161- 171.

Posada, A., Agudelo, A.A., Murillo, A.M., Ramírez, K.A., Zuluaga, D., Vasco, K., et al. Impacto de la salud bucal en la calidad de vida en pacientes adultos atendidos en la Facultad de Odontología de la Universidad de Antioquia y sus factores relacionados. Revista Facultad Odontología Universidad Antioquia, 25(Supl), S96-S108.

Rebolledo, M., De la Cruz, A., Hernández, K., Núñez, B. (2018). Lesiones bucales en pacientes adultos mayores con hipertensión arterial de una institución geriátrica de Barranquilla. Ciencia y Salud Virtual, 10 (1), 4-13. DOI: 10.22519/21455333.997

Slade, G.D., & Spencer, A.J. (1994). Development and Evaluation of the Oral Health Impact Profile. Community Dental Health, 11(1), 3-11.

Urzúa, A. (2010). Calidad de vida relacionada con la salud: Elementos conceptuales. Revista Médica de Chile, 138(3), 358-365.

Personas mayores y salud mental en Colombia y el caribe colombiano

Marta Silva Pertuz[5]

Envejecimiento: "Conjunto de transformaciones y/o cambios que aparecen en el individuo a lo largo de la vida: es la consecuencia de la acción del tiempo sobre los seres vivos. Los cambios son bioquímicos, fisiológicos, morfológicos, sociales, psicológicos y funcionales".
(Política Nacional de Envejecimiento y Vejez 2007-2019)

Vejez: "La vejez es un momento del ciclo de la vida, no necesariamente después de los 60 años, que se caracteriza por una mayor madurez del ser, por cambios fisiológicos y funcionales, producto del transcurrir del tiempo, en ella intervienen diferentes variables que producen efectos en la persona asociados a su desarrollo individual y social".
(Organización Panamericana de la Salud en 1994)

Introducción

Las sociedades contemporáneas, tienen entre otras características, a la longevidad humana. Lo anterior, como consecuencia de los desarrollos sociales que ha vivido el mundo durante los siglos XX y XXI. Este proceso socio-demográfico genera un desafío para las actuales formas de organización social, orientadas, en especial, por las edades de formación para el trabajo y las económicamente productivas, dejando de lado a las edades maduras, que, gracias al avance de la longevidad, son cada vez más frecuentes en las sociedades contemporáneas. El tercer propósito de los diecisiete Objetivos de Desarrollo Sostenible, propuesto por la Organización de las Naciones Unidas (ONU, 2015) manifiesta el garantizar una vida saludable y promover el bienestar para todos en todas las edades.

---

[5]Psicóloga. Terapeuta Familiar Sistémica. Especialista en Orientación Familiar. Magíster en Desarrollo Familiar. Doctora en Ciencias de la Educación. Investigadora Senior. Profesora Titular. Miembro del Grupo de Investigación EDUSAR de la Universidad Metropolitana.

El logro de este objetivo se constituye en un reto para la institucionalización del envejecimiento humano como proceso que se inicia cuando las personas nacen y finaliza cuando mueren. El Ciclo Vital Individual y Familiar implica el adecuado manejo de las condiciones sociales en los distintos períodos de la vida humana, conocidos como *etapas etarias* (infancia, juventud, adultez y vejez) y económicamente productivas y no productivas. Lo antes señalado no debe concebir a la edad como una razón de discriminación y sufrimiento para los seres humanos.

En el inicio el siglo veinte y en lo que va corrido de esta centuria, en Colombia se vienen presentando significativos cambios demográficos y socioeconómicos como consecuencia del proceso de urbanización simultáneo a la industrialización desde los años treinta; el crecimiento del sector terciario de la economía (desarrollo del sector servicios y de la pequeña empresa) lo cual dinamizó el incremento del empleo total. Así mismo, con el aumento y la cualificación del nivel educativo de la población, en particular el de las mujeres, conjuntamente con el ingreso masivo de estas al mercado de trabajo, el consumo de anticonceptivos modernos, el desarrollo científico y tecnológico a la vez que la reducción de la mortalidad infantil, aportaron al mejoramiento de la calidad de vida de la población, al reconocimiento de la mujer un pilar fundamental del desarrollo, favoreciendo la transformación de las estructuras familiares y generando un ambiente propicio para la transformación demográfica y el envejecimiento.

En este contexto, desde finales del siglo veinte en Colombia, la transición demográfica ha estado determinada por la disminución de la mortalidad y la transición de la fecundidad. Esta transición se ha caracterizado históricamente por un descenso de la mortalidad en la década de los treinta y una disminución de la fecundidad a partir de los años sesenta del siglo veinte, lo cual incidió en el envejecimiento poblacional; una evidencia de este proceso es el aumento de la tasa de crecimiento poblacional a medida que las cohortes envejecen. Por otra parte resulta pertinente destacar lo contemplado en la Constitución Política de Colombia (CPC, 1991) que en su Preámbulo menciona que uno de los fines esenciales del Estado es garantizar el derecho de este grupo poblacional; es necesario destacar lo contemplado en el artículo 46 de la Constitución Política (1991) el cual reconoce y protege la atención a los adultos mayores, al plantear este que: El Estado, la sociedad y la familia concurrirán para la protección y la asistencia de las personas de la tercera edad y promoverán su integración a la vida activa y comunitaria, el Estado garantiza los servicios de la seguridad social integral y el subsidio alimentario en caso de indigencia (art. 46). ¿Ha sido esto cumplido o viene cumpliéndose?

Siguiendo el anterior aporte y enfoque de análisis hay que destacar lo planteado por Gómez (2019), es bueno precisar que la protección que el ordenamiento jurídico le proporciona a este grupo poblacional es de carácter Constitucional y, por ende, se integra a lo que suele denominarse política del Estado. De esta manera, el Estado se encuentra en la obligación de orientar su materialización a través del Gobierno y sus aparatos administrativos, lugar donde cobra sentido el nacimiento de políticas públicas en esta materia.

El reconocimiento de la especial protección que requieren las personas adultas o pertenecientes a la tercera edad ha implicado la distinción del adulto mayor como un sujeto especial de derechos. Por su parte, el Congreso de la República estableció mediante la Ley 1171 de 2007 *Por medio de la cual se establecen unos beneficios a las personas adultas mayores*, la siguiente directriz, que funge como el objeto principal de la mencionada ley: otorgar a las personas mayores ciertos beneficios para garantizar sus derechos, como lo son "a la educación, a la recreación, a la salud y propiciar un mejoramiento en sus condiciones generales de vida" (Ley 1171 de 2007, art. 1).

De acuerdo con todo lo anteriormente planteado, este capítulo tiene por objetivo realizar un paneo sobre la salud mental de las personas mayores en Colombia y el Caribe colombiano.

Definiendo a la persona mayor en el contexto colombiano

Según el documento del Ministerio de la Protección Social República de Colombia *Política Nacional de Envejecimiento y Vejez 2007-2019,* Colombia ha estado atenta desde 1948 a los desarrollos sobre envejecimiento y vejez a nivel internacional. La Asamblea General de las Naciones Unidas lo abordó en forma indirecta aprobando la Resolución 213 (III) referente a la Declaración de los Derechos de la Vejez.

Acorde con lo expuesto, en 1977 se hizo énfasis en la necesidad de realizar una asamblea mundial sobre las personas de edad, la cual el Ministerio de la Protección Social República de Colombia contempló como *Política Nacional de Envejecimiento y Vejez*, versión validada y concertada por los participante y entidades involucrados, tuvo lugar en Viena en 1982 fecha en la cual se rubricó además el "Plan de Acción Internacional sobre Envejecimiento", documento que recomendaba medidas en los temas de empleo y seguridad económica, salud y nutrición, vivienda, educación y bienestar social, para una población con aptitudes y necesidades especiales.

Por otra parte, en 1991 se aprobaron los Principios de las Naciones Unidas a favor de las personas de edad y, se establecieron normas universales para ese grupo poblacional en *cinco ámbitos* principales: **a)** independencia, **b)** participación, **c)** atención, **d)** realización personal y **e)** dignidad. Siguiendo en esta cronología, en el año 1979, la *Sección de Geriatría* del Ministerio de Salud diseñó el Plan Nacional de Atención Integral a la Tercera Edad en Colombia, 1986-1990, dirigido a la población mayor de 55 años. El plan procuraba que envejecer fuera un proceso donde se subrayara la *interdependencia* y asegurara la *participación* de las personas mayores en la sociedad, con el mejor y mayor alcance posible, considerando a la persona mayor -viejo/a- como ser humano en desarrollo y, por tanto, merecedor de dignidad y respeto. El plan establecía que una política en beneficio de la población de la tercera edad debía estar fundamentada en la participación activa del/a viejo/a colombiana/o en el desarrollo social, económico y político del país.

El plan antes mencionado, definió estrategias de implementación a corto y mediano plazo haciendo parte de éste a los municipios, organizaciones oficiales y privadas y a la misma comunidad; fue centrada su atención en tres grupos con características y necesidades diferentes: **1.** No institucionalizados y no cubiertos por seguridad social, **2.** Institucionalizados e **3.** Indigentes que vivían en la calle y de la caridad pública. La Constitución Política de Colombia de 1991, establece en Colombia que, el Estado, la sociedad y la familia concurrirán para la protección y la asistencia de las personas adultas mayores y promoverán su integración a la vida activa y comunitaria, al tiempo que se considera deber del Estado garantizar los servicios de seguridad social integral a todos los ciudadanos.

Basado en lo anterior es expedido el Documento CONPES (Consejo Nacional de Política Económica y Social) 2793 de 1995, Sobre Envejecimiento y Vejez, donde fueron consignados los lineamientos de política relativos a la atención al envejecimiento y a la vejez de la población colombiana, y en especial a las necesidades de las personas de mayor edad. A pesar de que este documento se constituyó en un gran avance, no logró articular a los distintos actores sociales en un plan de acción que pusiera en práctica los lineamientos propuestos y adecuara normativa e institucionalmente al país. En 1992, en el décimo aniversario de la Asamblea Mundial sobre el Envejecimiento, se aprobó la "Proclamación sobre el Envejecimiento", en la cual se estableció la orientación general para seguir aplicando el Plan de Acción y se instituyó a 1999 como el Año Internacional de las Personas de Edad. El Ministerio de la Protección Social, República de Colombia elaboró el documento de la Política Nacional de Envejecimiento y Vejez, con el tema "Hacia una sociedad para todas las edades", se realizó este trabajo, investigando en cuatro ámbitos: **1)** La situación de las personas de edad, **2)** El desarrollo individual a lo largo de toda la vida, **3)** Las relaciones entre generaciones y **4)**, la relación entre desarrollo y envejecimiento de la población.

En 1999, la Asamblea General, en seguimiento del Año Internacional de las Personas de Edad, adoptó dos (2) documentos que sintetizaban las políticas para facilitar la transición hacia una sociedad más tolerante: "Marco de Políticas para una Sociedad para todas las Edades" y "Programa de Investigación para el Envejecimiento en el siglo XXI". Al año siguiente, por recomendación del Consejo Económico y Social, la Asamblea General decidió convocar la "Segunda Asamblea Mundial sobre el Envejecimiento", para abril de 2002, en la ciudad de Madrid. En dicho evento, los países adoptaron el Plan Internacional de Acción 2002, el cual presenta la tendencia del envejecimiento global como un "logro" histórico y no como un problema, como un "enorme potencial" y no como una "carga"; visión que, reflejada en el manejo de las economías, así como en la organización de las sociedades, redundaría positivamente en las personas de edad. De allí la importancia de tener en cuenta el Plan de Acción para la formulación de la política nacional sobre envejecimiento. En el Plan se reconoce por primera vez el potencial de las personas mayores para contribuir al desarrollo de sus sociedades y se compromete a los gobiernos a incluir el envejecimiento en todas las políticas de desarrollo social y económico, especialmente en los programas de reducción de la pobreza. Los temas del Plan cubren tres prioridades: **1)** Las personas mayores y el desarrollo, **2)** La prolongación de la salud y el bienestar hasta la tercera edad, y 3), los entornos favorables y solidarios.

Este Plan de Acción afirma que la pobreza de las personas mayores debe abordarse en el contexto de la Meta de Desarrollo del Milenio de reducir a la mitad la pobreza extrema en el mundo para el 2015; enfatiza los derechos de las personas mayores y su participación en los procesos de desarrollo y cubre temas de interés, en los países de bajos ingresos. *Colombia* tuvo una activa participación en todo el proceso de negociación del *Plan de Acción de Madrid*, razón por la cual, este es un compromiso que para el país no admite dudas. Se ratifica también el interés expresado durante la Segunda Asamblea Mundial sobre el Envejecimiento al suscribir la Estrategia Regional sobre Envejecimiento, aprobada por la Conferencia Regional

Intergubernamental sobre envejecimiento en Santiago de Chile, en noviembre de 2003. En estos escenarios, nuestro país se comprometió a construir en forma colectiva, con la participación de los sectores público y privado, una política de largo plazo en materia de envejecimiento, basada en un diagnóstico que tuviese en cuenta los resultados de investigaciones específicas que Ministerio de la Protección Social República de Colombia (Política Nacional de Envejecimiento y Vejez) permitieran darle, como principal característica, una *condición holística* ajustada a las necesidades del país.

Lo antes señalado motiva la organización en Colombia de mesas de concertación con los diversos estamentos y profesionales involucrados en/con la problemática del envejecimiento y de la persona mayor, destacándose los Ministerios de la Protección Social, Educación Nacional, Comunicaciones, Agricultura, Ambiente, Vivienda y Desarrollo Territorial; el Departamento Nacional de Planeación, el Instituto Colombiano de Bienestar Familiar; el Comité Consultivo Nacional de persona Mayor, organizaciones de personas mayores; universidades con programas relacionados; investigadores, profesionales independientes interesados y comprometidos con el tema y las entidades territoriales. En esta global perspectiva histórica sobre las personas mayores, en el período 2003- 2006 se plantearon los derroteros que debería contener la Política Pública sobre este grupo etario, los objetivos, los temas centrales críticos y, se realiza un diagnóstico de las personas mayores en Colombia y la situación del país en el contexto latinoamericano.

Como resultado de lo anterior, la Universidad Javeriana, requerida por el Ministerio de la Protección y, a través de un contrato, realizó una revisión exhaustiva del tema y presentó en junio de 2006 el documento "Envejecer en Colombia: Aportes para una Política en Vejez y Envejecimiento", en el que se identificaron algunos escenarios y dinámicas en el área. A finales del mismo año, la Fundación Saldarriaga Concha, a solicitud del Ministerio de la Protección Social, se vincula directamente a este proceso, y a través de la contratación de dos consultoras, hace una revisión de todos los documentos ("memorias") de las mesas de trabajo y de las diferentes reuniones realizadas sobre el tema, actualiza el diagnóstico, establece el marco nacional y las diferencias regionales sobre la situación de las personas mayores en Colombia y plantea los aspectos estructurales de la política.

Persona Mayor (PM) denominación sinónima de Adulto Mayor, en múltiples contextos y documento, invita a considerar variadas denominaciones o definiciones, iniciando con una entidad multilateral, como es la OEA. La Convención Interamericana sobre Derechos Humanos de las Personas Mayores de la Organización de los Estados Americanos -OEA- (2011) define persona mayor "a aquella de sesenta años o más, salvo que la ley interna determine una edad base menor o mayor, siempre que ésta no sea superior a los sesenta y cinco años" (art. 2). Otra de las definiciones a destacar la plantea Torres Olmedo.

Torres Olmedo (2005), cita lo siguiente:

En la Asamblea Mundial sobre el Envejecimiento, convocada por la Organización de las Naciones Unidas en Viena en 1982, se acordó considerar como anciano a la población de 60 años y más, posteriormente a los individuos de este grupo se les dio el nombre de "adulto mayor" existen términos como; viejo, anciano, personas de la tercera edad, entre otros, pero cada cultura ha manejado el término por tradición o historia (…). La Organización Mundial de la Salud (OMS) considera adultos mayores a quienes tiene una edad mayor o igual de 60 años en los países en vía de desarrollo y de 65 y más a quienes viven en países desarrollados, esta diferencia cronológica obedece a las características socio- económica que tiene uno y otros países (Torres Olmedo, 2005, p. 4).

El Ministerio de Salud en Colombia, respecto a los adultos mayores, los define como:

Las personas adultas mayores son sujetos de derecho, *socialmente activos*, con garantías y responsabilidades respecto de sí mismas, su familia y su sociedad, con su entorno inmediato y con las futuras generaciones. Las personas envejecen de múltiples maneras dependiendo de las experiencias, eventos cruciales y transiciones afrontadas durante sus cursos de vida, es decir, implica procesos de desarrollo y de deterioro.

Generalmente, una persona adulta mayor es una persona de 60 años o más de edad (Ministerio de Salud y Protección Social, Colombia 2015).

Desde la perspectiva de la política pública y del tratamiento diferencial de las personas adultas mayores, no se asume o debe asumirse que todas las personas viven esta condición en el mismo tiempo. La historia vital de cada persona (manejo del uno a uno) tiene relevancia e importancia al momento de abordarles para que se beneficien y cumplan los derechos de estas personas. En consecuencia, con ello, según la política pública de vejez y envejecimiento, al considerar el envejecimiento individual, se hace alusión a "el conjunto de transformaciones y/o cambios que aparecen en el individuo a lo largo de la vida: Es la consecuencia de la acción del tiempo sobre los seres vivos. Los cambios son bioquímicos, morfológicos, sociales, psicológicos y funcionales" (Castanedo Pfeiffer, García Hernández, Noriega Borge, & Quintanilla Martínez, 1999, p. 3).

Es importante mencionar el documento *Política Colombiana de Envejecimiento Humano y Vejez 2015 a 2024* (PCEHV), el cual contó con la participación de 406 personas de 217 organizaciones, en foros regionales adelantados en las ciudades de: **1)** Medellín, convocó a los departamentos de Antioquia, Caldas, Córdoba, Quindío, Risaralda, Chocó y la ciudad de Medellín. **2)** Cali, convocó a los departamentos de Valle del Cauca, Cauca, Tolima, Putumayo, Nariño y la ciudad de Cali. **3)** Bucaramanga, convocó a los departamentos de Santander, Norte de Santander, Arauca, Boyacá, Casanare y la ciudad de Bucaramanga. **4)** Santa Marta, convocó a los departamentos de Atlántico, Bolívar, Cesar, Guajira, Magdalena, Sucre, San Andrés y ciudad de Santa Marta. **5)** Bogotá, convocó a los departamentos de Amazonas, Cundinamarca, Guainía, Guaviare, Vaupés, Vichada, Meta, Huila, Caquetá y el distrito de Bogotá. Participaron además, 110 personas de 21 organizaciones, en consulta pública a través de Internet: Agencia Colombiana para la Reintegración, Asociación Colombiana de Gerontología y Geriatría, Caja de Compensación Familiar CAFAM, Caja de Compensación Familiar COMPENSAR, COLDEPORTES, Corporación Aurora al Ocaso, Departamento de Policía Nariño-

Área de Sanidad, Fundación Saldarriaga Concha, Gobernación del Putumayo - Secretaría de Desarrollo Social, Instituto Departamental de Salud de Nariño, Instituto Nacional para Ciegos, Ministerio de Salud y Protección Social, Ministerio del Trabajo Proyecto SIA (Sanos Inteligentes y Autónomos), Secretaría Distrital de Integración Social - Subdirección para la Vejez, Unidad para la Atención y Reparación Integral a las Víctimas, Universidad Católica de Oriente - Programa de Gerontología, Universidad de Caldas, Facultad de Ciencias para la Salud, Universidad de Ibagué, Universidad de la Salle - Especialización en Gerontología Social, Universidad del Quindío - Programa de Gerontología.

Acudiendo lo más fidedignamente al documento antes mencionado, PCEHV (2015-2024), actualiza la Política Nacional de Envejecimiento y Vejez, formulada a finales del año 2007 en cumplimiento de lo ordenado por la Ley 1151 de 2007. Los argumentos que sustentan el ejercicio de actualización de la Política se pueden sintetizar en lo siguiente: **a)** *Las rápidas transformaciones de los colectivos humanos*: el número de personas adultas mayores pasó de 4.473.447 en 2010 a 5.146.251 colombianos y colombianas de 60 años o más, en 2014, para una proporción de estas personas respecto a la población total del 11%. De manera correlativa el índice de envejecimiento en Colombia, es decir, el número de personas de 60 años o más respecto a las personas de 14 años o menos ascendió al 41.47%, en 2015. Y, la velocidad del envejecimiento, o tiempo transcurrido en el conjunto de una sociedad para que el grupo de las personas de 65 años o más, pasen de una proporción del 7% al 15%, será de tan sólo 20 años para nuestro país, comenzará en 2017 y finalizará en 2037.

Salud mental, envejecimiento y vejez

En cuanto al componente de la salud mental, la prevalencia de inadecuada / mala salud en la población adulta mayor es variable y dependiente entre otros aspectos, del tipo de estudio, de los indicadores utilizados, así como de los instrumentos para recabar la información. Según la Organización Mundial de la Salud -OMS- (2013), un 15% de los adultos de 60 años o mayores sufren algún trastorno mental. En una revisión sistemática que se llevó a cabo en la Unión Europea (2006), se halló que las manifestaciones más frecuentes relacionadas con disfuncionalidad o sintomatología en su salud mental son la *depresión* (baja disfuncional en el tono afectivo, generalizado a otras funciones psicológicas y relacionales, causada por diversos factores, puede llevar a grandes sufrimientos. El mayor peligro está en que no se diagnostica ni se trata como debiera. Es frecuente que los síntomas de este trastorno en los adultos mayores se pasen por alto y no se traten porque coinciden con otros problemas que experimentan) y la *demencia* (síndrome, por regla general de carácter crónico y progresivo, caracterizado por la mengua de la memoria y la capacidad de pensar, trastornos del comportamiento e incapacidad para realizar las actividades de la vida cotidiana), invitando -casi que exigiendo- este organismo multilateral a desarrollar contextualmente más estudios epidemiológicos coordinados, que posibiliten a los sistemas de vigilancia epidemiológica tener fiable información y datos para efectos de comparación. Los estudios específicos en salud mental aún son escasos, especialmente en población no institucionalizada. Igualmente es muy importante profundizar en algunos aspectos epidemiológicos con la perspectiva de abordar los factores sociales que estarían subyaciendo en las diversas situaciones y ámbitos de desigualdad y vulnerabilidad social; conocer y construir un macro estado del arte sobre la situación en salud mental de las personas mayores, se constituye en un importante avance para la construcción de políticas públicas y estrategias contextualizadas en la realidad social que vive este grupo etario.

Se reseñan en el informe de la OMS arriba referenciado -y se aprecia en la consulta clínica privada /particular-, que otro de los trastornos que viven las personas mayores es el de la *ansiedad* afectando al 3,8% de la población de edad mayor, así como la presencia del *abuso de sustancias psicotrópicas*, un 1% (Es frecuente que los problemas por abuso de sustancias psicotrópicas en los ancianos se pasen por alto o se diagnostiquen erróneamente); se señala además que, aproximadamente una cuarta parte de las muertes por *daños autoinfligidos* corresponden a personas de 60 años de edad o mayores.

Manifestaciones de la salud mental en personas mayores

Muchas personas mayores presentan variaciones en su comportamiento habitual, así como en sus hábitos alimenticios y en sus interacciones o pauta para relacionarse con los demás. Cuando estas manifestaciones / alteraciones se presentan abruptamente en sus conductas, será conveniente realizar interconsultas con profesionales especialistas en salud mental. Entre las manifestaciones **que los mayores suelen presentar, se encuentran:** Tristeza frecuente, aislamiento, dificultades para dormir o dormir en exceso, pérdida del apetito, presencia frecuente de ideas de muerte, dificultades para concentrarse, problemas de memoria, irritabilidad, sensación de angustia, llanto fácil, pérdida del deseo sexual (en algunos casos incremento de conductas masturbatorias).

De acuerdo con IrreñoSotomonte (2018) los trastornos mentales más frecuentes en esta población son la ansiedad, el estrés, la depresión, trastornos neurocognitivos, como demencia, alzhéimer o párkinson. El alto consumo de alcohol también puede llegar a ser un problema, ante el rechazo o el aislamiento social al cual algunos se ven sometidos. Para este mismo autor, existen factores multifactoriales, entre ellos de tipo social, familiar y psicológico, por ejemplo, los adultos mayores son más proclives a sufrir de enfermedades físicas que limitan sus capacidades y actividades; también experimentan mayor estrés al sentirse poco productivos, rechazados o abandonados. En muchos casos son maltratados física y psicológicamente por quienes les brindan cuidados especiales; también desarrollan una necesidad por llamar la atención y buscar aprobación social, es decir, se convierten en "niños grandes" (acción-opinión muy controversial entre profesionales de la salud) que hacen lo posible por requerir del acompañamiento de sus seres queridos. En muchos casos, lo anterior y el tener poca calidad de vida en la juventud o adultez, es un factor decisorio e importante para que eventualmente se desarrollen manifestaciones patológicas de este tipo en la vejez.

¿Y, la salud mental de los mayores en Colombia?

En el proceso del envejecimiento la persona tiende a preocuparse más por ella y pierde un significativo interés en el mundo que los rodea (evidentemente no se puede generalizar a todos-as), llevándolos a aislarse voluntariamente y, a creer que de esta manera no obstaculizan el desarrollo de las generaciones más jóvenes, por ser un proceso universal, que se presenta en cualquier cultura y a través de los tiempos (Gerena, Gracia, Espejo, Cano y Sánchez, 2009).

Soledad, falta de atención y abandono son los problemas que enfrentan a diario la mayoría de los adultos mayores en Colombia. Esta situación se agudiza, según el Estudio Nacional de Salud, Bienestar y Envejecimiento -SABE- (El estudio SABE Colombia tiene como objetivo conocer la situación actual, en el ámbito rural y urbano, de la población de personas adultas mayores en Colombia. Se realizó en el año **2015** a 23.694 personas en hogares de zonas urbanas y rurales de Colombia). Tamaño muestral: 30.691 encuestas aplicadas a nivel nacional) por el hecho de que antes del 2021, en el país habrá una persona mayor de 60 años por cada dos adolescentes y, que las condiciones para atenderlos de manera integral son deficitarias. Esta situación, unida a una disminución notoria en la tasa de fecundidad -según un estudio reciente de la Universidad de La Sabana- (Portafolio, 2018), en el cual se registra que siete de cada diez jóvenes no desean tener hijos, nos ubica en un fenómeno demográfico sin antecedentes: el país se envejece a pasos agigantados.

La preocupación, según el SABE, es que actualmente la cifra de mayores de 60 años bordea el 11 por ciento de la población, cuando en el 2005 apenas representaba el 7,5. Se calcula, de hecho, que en el 2020 existirán 6,5 millones de personas en estas condiciones, un crecimiento que en Colombia requirió 26 años, mientras que, para citar un país, a Francia le tomó 115. Por otra parte, en el Análisis de la Situación de Salud -ASIS- (2018), con respecto a las consultas de personas mayores de sesenta años, las enfermedades no transmisibles (81.17%) fueron la primera casusa de atención en salud a este grupo etario, en el período comprendido entre 2009 a 2018; entre las enfermedades no transmisibles, a la vez crónicas en esta edad, se encuentran el mal de Parkinson, el Alzheimer, la Diabetes, la Hipertensión Arterial con todos sus concomitantes emocionales, psicológicos, afectivos y relacionales.

En Colombia fue promulgada la Ley 1251 del 27 de noviembre de 2008 "Por la cual se dictan normas tendientes a procurar la protección, promoción y defensa de los derechos de los adultos mayores". Para la interpretación y aplicación de esta ley, se contempla en la misma, tener en cuenta, entre otras, las siguientes definiciones: **a)** *Acción Social integral.* Conjunto de acciones que buscan mejorar y modificar las circunstancias de carácter social que impidan al adulto mayor su desarrollo integral, protección física, mental y social hasta lograr la incorporación a una vida plena y productiva de las personas que se hallan en estado de necesidad, desprotección o desventaja física o mental. **b)** *Vejez.* Ciclo vital de la persona con ciertas características propias que se produce por el paso del tiempo en el individuo. **c)** *Adulto mayor.* Es aquella persona que cuenta con sesenta (60) años de edad o más. **d)** *Geriatría.* Rama de la medicina que se encarga del estudio terapéutico, clínico, social y preventivo de la salud y de la enfermedad de los ancianos. **e)** *Gerontología.* Ciencia interdisciplinaria que estudia el envejecimiento y la vejez teniendo en cuenta los aspectos biopsicosociales (psicológicos, biológicos, sociales). **f)** *Envejecimiento.* Conjunto de modificaciones que el paso del tiempo ocasiona de forma irreversible en los seres vivos.

La anterior ley ofrece caminos y alternativas para la atención a las personas mayores ciudadanas-os en Colombia, en conjunto con otra, la Ley 1616 del 21 de enero de 2013,"Por medio de la cual se expide la ley de *salud mental* y se dictan otras disposiciones", que consigna este importante concepto-acción, en su artículo 3°. *Salud Mental*: definida ésta como un estado dinámico que se expresa en la vida cotidiana a través del comportamiento y la interacción de manera tal que permite a los sujetos individuales y colectivos desplegar sus recursos emocionales, cognitivos y mentales para transitar por la vida cotidiana, para trabajar, para establecer relaciones significativas y para contribuir a la comunidad. La Salud Mental es de interés y prioridad nacional para la República de Colombia, es un derecho fundamental, es tema prioritario de salud pública, es un bien de interés público y es componente esencial del bienestar general y el mejoramiento de la calidad de vida de colombianos y colombianas.

En la Ley de Salud Mental en Colombia (2013), se explicita en su artículo 18, lo referente al *Equipo Interdisciplinario*: Las Instituciones Prestadoras de Servicios de Salud en Salud Mental, públicas y privadas, deberán disponer de un equipo interdisciplinario idóneo, pertinente y suficiente para la satisfacción de las necesidades de las personas en los servicios de promoción de la salud y prevención del trastorno mental, detección precoz, evaluación, diagnóstico, tratamiento y rehabilitación en salud. Los equipos interdisciplinarios estarán conformados por: Psiquiatría, Psicología, Enfermería, Trabajo Social, Terapia Ocupacional, Terapia Psicosocial, Médico General, entre otros profesionales, atendiendo el nivel de complejidad y especialización requerido en cada servicio de conformidad con los estándares que para tal efecto establezca el Ministerio de Salud y Protección Social. Este *equipo Interdisciplinario* garantizará la prevención y atención integral e integrada de conformidad con el modelo de atención, guías y protocolos vigentes, a fin de garantizar el respeto de la dignidad y los Derechos Humanos de las personas, familias y colectivos sujetas de atención asegurando la integralidad y los estándares de calidad.

El artículo 31 de la Ley 1616 de 2013 (ley de salud mental en Colombia), establece el criterio referente a la *Política Pública Nacional de Salud Mental,* sobre la cual, el último informe data del 2018 documento donde no es muy explícito lo referente a la salud mental en personas mayores, salvo en el numeral 4 (Enfoques) y los sub-numerales 4.1. (enfoque basado en derechos humanos) y 4.2 (enfoque de curso de vida) donde se les menciona fugaz o implícitamente. Esta política deberá ser formulada e implementada bajo un enfoque de derechos, intersectorial, corresponsable y equitativo, en articulación con las demás políticas públicas vigentes incluyendo entre otros elementos: la atención integral mediante la promoción de la salud mental, la prevención de los problemas en salud mental individuales y colectivos, así como los trastornos mentales en la vejez y durante el proceso del envejecimiento. mediante la detección, la remisión oportuna, el seguimiento, el tratamiento integral y la rehabilitación psicosocial y continua, en la comunidad con apoyo directo de los entes de salud locales. Esta política deberá incluir un Plan Nacional de Salud Mental para cada quinquenio en correspondencia con el Plan Decenal para la Salud Pública. El primer plan corresponderá a las acciones consignadas en el primer Plan Decenal para la Salud Pública.

Por otra parte, Robinson Cuadros Cuadros (2018), presidente de la Asociación Colombiana de Gerontología y Geriatría (ACGG), asegura que hay una carencia de políticas claras para atender a esta población que será la mayor protagonista en el futuro, en parte porque la mayoría de adultos desean vivir mucho tiempo, pero sin llegar a ser viejos; es decir, "una adultez atrapada en la ambivalencia de la eterna juventud y el estereotipo de asociar vejez con enfermedad" y, porque "hoy nadie habla de vejez en colegios y universidades, lo que dificulta proyectar y preparar a todo nivel una vejez activa, digna y saludable".

La ACGG considera que enfrentar esta inversión en la pirámide poblacional es un desafío social, económico y sanitario que los hacedores de políticas parecen desconocer. Esto empeora al revisar las cifras del Ministerio de Salud, donde se reporta que ocho de cada diez adultos mayores sufren más de una enfermedad. Males manejables como la hipertensión afectan a seis de cada diez, con el agravante de que menos de la mitad tiene controles regulares. Y, de otro lado, los males osteomusculares comprometen a la mayoría y son un determinante de incapacidad y pérdidas de años de vida saludable. Pero si las enfermedades orgánicas son dramáticas en estas edades, por el lado de las mentales empeora la situación. El 41% de los viejos en el país padecen depresión, que se aumenta si se tiene en cuenta que tres de cada diez se quejan de estar en completo abandono, y casi la décima parte de todos ellos, al menos en Bogotá, viven solos, según el SABE (2015).

A lo anterior, manifiesta Cuadros (ACGG), se suma una fragilidad en el apoyo y el acompañamiento que las familias brindan a sus mayores, lo que se agudiza ante la presencia de enfermedades mentales, neurológicas o físicas, que los tornan dependientes. "Esto genera agotamiento de los cuidadores, hasta el punto de tener familias completas enfermas por falta de ayuda, capacitación y reconocimiento". Lo grave es que todo esto lleva fácilmente al maltrato, una tendencia preocupante a la institucionalización y, en muchos casos, hacia el abandono. El aumento de las hospitalizaciones de adultos mayores sin acompañantes en épocas de vacaciones es prueba de esto. Además, que se extiende la situación de la afectación disfuncional de la salud en lo físico, mental, psicológico y relacional de quienes se constituyen en cuidadores de personas mayores, más aún cuando recae en un miembro del entorno familiar y la(s) persona(s) mayor(es) presenta disfuncionalidades y patologías crónicas. Sobre el particular, Flores, Rivas y Seguel (2012) plantean que este fenómeno también conlleva el prepararse no solo para cuidar de sí mismos, sino a otros. En estudios con cuidadores, se ha identificado que regularmente estos son los mismos familiares, y es lógico. Siendo la familia el principal núcleo de la sociedad y la principal red de apoyo social, se esperaría que el adulto mayor dependiente sea cuidado por un miembro de su familia. Pero surgen algunas inquietudes: ¿estarán los familiares preparados para cuidar?; si es necesario asumir esta tarea, ¿se tendrá el deseo de asumirla?; si no es el cuidador familiar, ¿quién la asumirá? Es probable que cuando llegue el momento, estos aspectos puedan resolverse, pero no deja de ser un reto tanto para las familias como para la sociedad en general el prepararse para asumir este papel.

El/la cuidador(a) familiar principal debe ejercer un papel de soporte o apoyo en aquellas actividades que el adulto mayor definitivamente es incapaz de realizar. Esto propicia libertad, autonomía, independencia y seguridad en sí mismos; debe propiciar espacios y diferentes formas de participación en entornos sociales que estén conectados con escenarios públicos institucionalizados, con programas, grupos y organizaciones que se conviertan en parte de la vida cotidiana de las personas adultas mayores. Esto les genera satisfacción, sentido de pertenencia y validación de la utilidad social que gratifica la vida (SABE, 2015).

Salud mental y vejez en el caribe colombiano

El actual Ministro de Salud Pública y Protección Social de Colombia (en el año 2015, Vice-Ministro de la misma cartera), Fernando Ruiz, afirmó que este estudio (SABE) evidencia los altos niveles de inequidades socioeconómicas que hay en los adultos mayores del país, con grupos más críticos como mujeres y personas de áreas rurales, *existiendo brechas entre regiones del país*, pues se evidencia que en Bogotá las condiciones de vida de los adultos mayores son mucho mejor que las del resto del territorio nacional.

Desde la labor investigativa, se aprecia igualmente un panorama desértico en cuanto a estudios específicos sobre salud mental (y lo que se ha categorizado como tal). En las pesquisas fueron encontradas las siguientes investigaciones:

a) En la ciudad de *Cartagena* en el 2014, se llevó a cabo un estudio con 187 adultos mayores residentes en centros de protección social del municipio, este estudio que fue *llamado "Calidad de vida de adultos mayores en centros de protección social en Cartagena (Colombia)"* Melguizo, Ayala, Grau, Merchán, Montes, Payares y Reyes utilizaron la aplicación del test de Valoración Mental y el Índice Multicultural de Calidad de Vida (CV), los autores mencionaron que según sus resultados la calidad de vida del adulto mayor se dividió en varias dimensiones, en las que destacan el autocuidado y el funcionamiento independiente, en la medida que se relaciona con aspectos físicos y psicológicos, ya que algunos adultos mayores debido a su condición deteriorable no logran reconocer el cuidado integral que necesitan cada día, y al pasarlos por alto se ven afectados por enfermedades seguidamente de la dependencia enfermeras o apoyo familiar.

b) Otro estudio encontrado es: *"FeasibilityStudy: Colombian Caribbean Folk Dances toIncreasePhysical Fitness and Health-RelatedQualityofLife in OlderWomen"* realizado por Pacheco, Hoyos, Watts, Lema y Arango en el año 2016 en la *región Caribe*; se buscó describir la viabilidad de una intervención en mujeres mayores basada en bailes populares del Caribe colombiano; este estudio piloto utilizó una muestra de 27 mujeres adultas mayores de bajo estrato socioeconómico, las cuales fueron reclutadas de dos programas de salud relacionados con la realización de la actividad física de la comunidad de *Montería*; este estudio que utilizó como instrumentos de medición el Physical Fitness y Health-RelatedQualityofLife. Dentro de sus hallazgos indican que las aptitudes físicas en el grupo intervenido son importantes que estos la posean, puesto que la flexibilidad, agilidad, equilibrio dinámico y fuerza corporal hacen partes de las variables a medición. Este estudio concluye que no existe relación de CV con los efectos del baile; sin embargo, destacan la importancia de la funcionalidad y aspectos con el movimiento y equilibrio en el adulto mayor para la realización de actividades cotidianas y así una buena salud mental integral calidad de vida.

c) Por otra parte en la ciudad de Sincelejo (capital del departamento de Sucre) se llevó a cabo el estudio *"Condición socio-familiar, asistencial y de funcionalidad del adulto mayor de 65 años en dos comunas de Sincelejo (Colombia)"* realizado por Villarreal y Month (2012), este estudio fue elaborado en 275 adultos mayores con instrumentos tales como Escala de Valoración Funcional, Socio-familiar de Gijón, de Lawton y Brody, Mini-mental para Evaluación Cognitiva e Índice de Katz para la Valoración Funcional: se destaca que las condiciones socioeconómicas como sexo, edad, estado civil, dedicación u oficio y seguridad social en salud convierten al adulto mayor en vulnerable y dependiente de su red social, en especial al grupo de las mujeres. En este estudio mencionan que es importante un reconocimiento del problema socio-sanitario que sufre esta población encuestada, así como la implementación de un enfoque preventivo eficaz, lo cual incidirá en la mejora de la calidad de vida y la salud de esta población, debido a que los que se encuentran viviendo en lugares con muchas barreras arquitectónicas y viviendas construidas en topografía irregular, les afectan considerablemente la oportuna atención sanitaria así como la calidad de vida.

d) Igualmente se encontró la siguiente síntesis investigativa por parte de los autores Barros, Herazo y Aroca (2015) en el estudio *"Calidad de vida relacionada con la salud en pacientes con enfermedad renal crónica"* el cual es un estudio analítico de corte transversal realizado en 80 personas con diagnóstico de enfermedad renal crónica en la ciudad de *Barranquilla* donde se les aplicó el cuestionario Kidney Disease Quality of Life (valorando ocho dimensiones genéricas de la calidad de vida relacionada con la salud); los autores mencionan dentro de sus resultados algo importante para los factores asociados a la calidad de vida, y es que evaluar la calidad de vida el adulto mayor abarca el nivel de bienestar derivado de la evaluación que la propia persona realiza de diversos dominios de su vida, considerando así el impacto que ella observa sobre su estado de salud física, psicológica y social, así como sobre el grado de independencia y autonomía para realizar actividades cotidianas.

e) En el departamento de Magdalena (uno de los que constituyen a la región Caribe colombiana), los autores Cristina Marín Monroy & Suly Castro Molinares llevaron a cabo un estudio llamado *"Calidad de vida relacionada con la salud de adultos mayores pensionados y no pensionados en Santa Marta, Colombia"* (2013), que se realizó con 177 adultos mayores, quienes se les aplicó una ficha de datos socio-demográficos y el cuestionario SF36; al comparar los resultados obtenidos entre la población pensionada y no pensionada de adultos mayores en la ciudad de *Santa Marta* (capital del Departamento del Magdalena), se encontró que no hay diferencias significativas en las dimensiones del cuestionario. En el estudio se concluye que la calidad de vida de las personas adultas mayores se percibe buena, sin embargo, se observa que los pensionados manifiestan tener mejor función física que los no pensionados; con respecto a la dimensión-rol emocional evaluada, se evidencia que los no pensionados puntean mayormente esta dimensión sobre los pensionados, destacándose que dentro de la calidad de vida es fundamental el apoyo familiar para la satisfacción de las necesidades cotidianas, cobra mayor importancia en la manera que estrecha los vínculos afectivos, lo que repercute en su estado emocional y salud integral, en general.

f) La investigación en Barranquilla (capital del Departamento del Atlántico) de Borda Pérez, M. D. L. A., Anaya Torres, M. P., Pertuz Rebolledo, M. M., Romero de León, L., Suárez García, A. (2013). *Depresión en adultos mayores de cuatro hogares geriátricos de Barranquilla (Colombia): prevalencia y factores de riesgo, la* cual, en su resumen, concluye que, la depresión está presente en un tercio de las personas mayores institucionalizadas, en este estudio muestra que afecta al grupo etario con primaria incompleta y algún trastorno neurológico o psiquiátrico. Así mismo, los hombres, los solteros, los que tienen ingresos muy bajos, que provienen de las familias con ingresos menores a un (1) salario mínimo, que tienen hipotensión arterial y que viven en hogares geriátricos públicos.

Interesante, además, lo que acota el investigador Valencia Cipagauta (2019):

> …dentro del panorama del adulto mayor -y el presente trabajo (El procedimiento de búsqueda de literatura serán los siguientes: La búsqueda de artículos se basará en artículos en idioma español publicados en revistas y bibliotecas científicas internacionales a partir del año 2000 hasta el 2018)- se logró determinar que: las redes de apoyo, salud o funcionalidad, características socio- demográficas y Percepción de calidad de vida (CV), son factores fundamentales asociados a la calidad de vida de un adulto mayor colombiano. Al igual que existe mayor predominio en cantidad de publicaciones en cuanto a la asociación de calidad de Vida con el factor salud o funcionalidad en el adulto mayor; se evidencia que no solo existe predominio con el factor salud a las publicaciones de CV sino también a investigaciones colombianas elaboradas en

adultos mayores, donde el tema *clínico y funcional es el principal tema de investigación*. Se sugiere un mayor abordaje investigativo en población adulta mayor, teniendo en cuenta la problemática de crecimiento poblacional; al igual que una revisión en los métodos y técnicas acerca de los factores asociados a la calidad de vida del adulto mayor en Colombia, en próximas evaluaciones, posiblemente desde un modelo más integral y global donde evalúen los cuatro factores asociados a la calidad de vida: redes de apoyo, salud o funcionalidad, características socio-demográficas y percepción sobre sí mismo(a).

El reto, para ampliar y profundizar, el abordaje sobre la persona adulta mayor, en los ámbitos investigativo y sanitario (a nivel primario, secundario y terciario) enfatizando en la Salud Mental, propósito que nos ocupa, está planteado en las narrativas, expectativas y experiencias subyacentes a la vida cotidiana funcional y no funcional, a las depresiones, ansiedades, temores, secretos, miedos, alegrías, sueños, legados, añoranzas, recuerdos positivos y negativos, a las amistades y enemistades (si existieran), a la sensualidad y la sexualidad, a la estética y la ética, entre otros aspectos, que conjugados nutren una favorable / desfavorable salud mental en el envejecer y la vejez, son y serán razones para seguir investigando, escuchando e interactuando con las personas mayores, toda vez que si se cumple un ciclo vital individual y familiar completo, para allá en el tiempo: iremos o estaremos.

Cambios y desafíos para las personas mayores y sus familias

Durante el siglo XX, Colombia tuvo una significativa reducción de la fecundidad lo cual, conjuntamente con la resignificación de los sentidos de obligación en las familias, posibilitaron importantes cambios en las *formas de residencia* de las personas mayores. Hace cien años era muy común que los ancianos vivieran en hogares extensos con hijos y otros parientes. Actualmente, una de cada dos personas mayores vive solos o exclusivamente con sus parejas, lo cual equivale a decir que, la convivencia con los hijos u otros familiares ha observado una importante disminución, generándose los hogares independientes en la vejez. Tal cambio convoca y exige una institucionalidad pública que estimule, promueva y garantice solidaridades institucionales/formales y comunitarias que reemplacen y complementen las solidaridades tradicionales que ofrecían los grupos familiares extensos orientados por un sentido de obligación en el que era normal que uno de los hijos, por lo general la hija mayor o menor, se hiciera cargo de la vejez de sus padres (Jaramillo, 2017).

Lograr que Colombia sea un país incluyente con las personas mayores no es un esfuerzo que recae exclusivamente sobre el Estado. El envejecimiento es también, y, sobre todo, una responsabilidad de los ciudadanos y la sociedad en su conjunto, la IES (Instituciones de Educación Superior), así como institutos, centros y profesionales dedicados a la investigación y la docencia, pensadas para aportar a la solución y manejo de problemáticas y -de maneras y a ritmos distintos- y, que podemos hacerlo de una manera constructiva, activa y sobre todo, digna. Resulta muy pertinente, lo anteriormente planteado, en el informe de la Fundación Saldarriaga Concha (FDC, 2017), para cerrar por ahora, el interés temático y para la acción, que ha inspirado en este texto.

Referencias

Barros, Herazo y Aroca (2015). "Calidad de vida relacionada con la salud en pacientes con enfermedad renal crónica". Barranquilla. Colombia.

Borda Pérez, M. D. L. A., Anaya Torres, M. P., Pertuz Rebolledo, M. M., Romero de León, L., Suárez García, A., & Suárez García, A. (2013). Depresión en adultos mayores de cuatro hogares geriátricos de Barranquilla (Colombia): prevalencia y factores de riesgo. Revista Científica Salud UniNorte, 29(1).

Castanedo Pfeiffer, García Hernández, Noriega Borge, & Quintanilla Martínez, (1999). Consideraciones generales sobre el envejecimiento. En M. Misericordia García Hernández & M. P. Torres Egea (Eds.), Temas de Enfermería Gerontológica. Madrid: Sociedad Española de Enfermería Geriátrica y Gerontológica, p. 3

Colombia. Constitución Política de Colombia (CPC, 1991)

Colombia. Documento CONPES (1995) Consejo Nacional de Política Económica y Social, 2793 de 1995

Colombia. Ley 1171 de 2007 Por medio de la cual se establecen unos beneficios a las personas adultas mayores.

Colombia. Ministerio de la Protección Social República de Colombia. Política Nacional de Envejecimiento y Vejez 2007-2019

Colombia. Ministerio de Salud y Protección Social (2018). Envejecimiento y Vejez. Recuperado de http://bit.ly/2QHfWar

Colombia. Política Colombiana de Envejecimiento Humano y Vejez 2015 a 2024.

Cuadros, C. R. (2018). Citado en artículo de la Revista Portafolio – El Tiempo. Bogotá. Estudio de Salud, Bienestar y Envejecimiento -SABE- Colombia.

Entrevista publicada el 8 de agosto. Colombia

Fernández, Carlos F. (2018). El desalentador panorama del Adulto Mayor en Colombia. Revista Portafolio del Periódico El Tiempo. Asesor médico de EL TIEMPO@SaludET. Bogotá.

Flores G. E., Rivas R. E. y Seguel P. Fredy (2012). Nivel de Sobrecarga en el Desempeño del Rol del Cuidador Familiar de Adulto Mayor con Dependencia Severa. Ciencia y Enfermería XVIII (1).

Fundación Saldarriaga Concha -FSC- (2017). La vejez de hoy y del mañana en Colombia: Logros y retos de la implementación del pacto internacional de derechos económicos, sociales y culturales. Misión Colombia Envejece. Bogotá.

Gerena, R. Gracia, C. Espejo, Y. Cano, J. y Sánchez, A. (2009). Propuesta de modelo de intervención psicosocial en el adulto mayor desde los acercamientos de un semillero de investigación. Universidad Nacional de Colombia, Especialización en Pedagogía UNAD. Investigadora principal y semillero estudiantil Sofistas de la edad de plata.

Gómez, A. F. (2019). Análisis de la política pública de envejecimiento y vejez para el municipio de Bello 2014-2023. (Trabajo de grado Derecho). Universidad de San Buenaventura Colombia, Facultad de Derecho, Bello.

Irreño S. J. (2018). Cómo cuidar la salud mental en la vejez. Revista Semana.

Jaramillo De Mendoza, A. M. (2017). Evolución de los arreglos residenciales en la vejez y sus determinantes: exploración basada en los censos colombianos, 1973 y 2005 (Tesis doctoral, Universidad Externado de Colombia, Bogotá, Colombia).

Ley 1251 (2008). Por la cual se dictan normas tendientes a procurar la protección, promoción y defensa de los derechos de los adultos mayores. Congreso de la República. 27 de noviembre. Bogotá. Colombia.

Ley 1616 (2013). Por medio de la cual se expide la ley de salud mental y se dictan otras disposiciones. Congreso de la República. 21 de enero. Bogotá. Colombia.

Melguizo, Ayala, Grau, Merchán, Montes, Payares y Reyes (2014). "Calidad de vida de adultos mayores en centros de protección social en Cartagena (Colombia)"

Ministerio de Salud y Protección Social & Colciencias (2015). Estudio Nacional sobre el Adulto Mayor en Colombia. Bogotá.

Ministerio de Salud y Protección Social (2019) Análisis de la Situación de Salud -ASIS-. Dirección de Epidemiología y Demografía. Bogotá. Colombia

Monroy, C. M., & Molinares, S. C. (2013). Calidad de vida relacionada con la salud de adultos mayores pensionados y no pensionados en Santa Marta, Colombia / QualityofLifeRelatedtotheHealthofElderlyPensioners and Non-Pensioners in Santa Marta, Colombia. Revista Internacional de Humanidades Médicas, 2(1)

OMS (Organización Mundial de la Salud). Adultos mayores. Nota descriptiva 381, Oldageacrossthe 'old' EuropeanUnion- a systematicreview. Acta. Septiembre de 2013. Ginebra – Suiza.

Organización de las Naciones Unidas (ONU, 2015). Objetivos del Desarrollo Sostenible.

Organización Mundial de la Salud (2013). Centro de Prensa. La salud mental y los Adultos mayores.

Pacheco, E., Hoyos, D. P., Watts, W. J., Lema, L., & Arango, C. M. (2016). FeasibilityStudy: ColombianCaribbean Folk Dances to IncreasePhysical Fitness and HealthRelatedQuality of Life in OlderWomen. Journal of aging and physicalactivity, 24(2), 284-289.

PsychiatricScand. May; 113(5): 388-401.

Riedel-Heller SG, Busse A, Angermeyer MC (2006). Thestate of mental healthin

Torres Olmedo, A. E. (2005). Comportamiento epidemiológico del adulto mayor según su tipología familiar. (Trabajo de grado de especialidad en Medicina Familiar), Universidad de Colima, Facultad de Medicina, Colima - México.

Valencia Cipagauta, D. (2019). Factores asociados a la calidad de vida del adulto mayor en Colombia. Universidad Cooperativa de Colombia. Sede Sur- Cali

Villarreal Amarís, G., &Month Arrieta, E. (2012). Condición socio-familiar, asistencial y de funcionalidad del adulto mayor de 65 años en dos comunas de Sincelejo (Colombia). Salud UniNorte, 28(1).

Vejez y discapacidad. Análisis y perspectivas desde los ejes estratégicos de la política colombiana de envejecimiento humano y vejez 2015 – 2024.

Arturo Pedroza Pedroza[6]
Francis Araque Barboza[7]

"Hoy, sólo con una dosis moderada de prevención, la expectativa de una vida completa y saludable no es el privilegio de unos pocos sino la suerte de la mayoría. Por eso las muertes prematuras resultan especialmente chocantes, indefendibles y crueles".
Luis Rojas Marcos (Psiquiatra, docente y escritor, Sevilla, España 27 de agosto de 1943)

Introducción

El envejecimiento de la población representa para la mayor parte de los países, un reto significativo, frente al alcance de la calidad de vida y el bienestar generacional, los países especialmente los más desarrollados, han sometido a sus sistemas económicos, sociales y políticos a un proceso de planeación complejo, que canaliza objetivos y estrategias desde sus presupuestos públicos, encaminados a la búsqueda de promover el bienestar sostenible de los adultos mayores, ello ha dado como resultado, una respuesta a su cultura, sus sectores productivos y estructuras familiares, para garantizar el bienestar en estas naciones centrando sus esfuerzos, en indicadores como:

---

[6] Doctorando en Ciencias de la Educación. Docente investigador de la Universidad Metropolitana. Miembro del grupo de investigación Centro de Estudios Psicológicos y Pedagógico y EDUSAR de la Universidad Metropolitana.
[7] Doctora en Ciencias Humanas. Docente investigador de la Universidad Metropolitana. Miembro del grupo de investigación Centro de Estudios Psicológicos y Pedagógico y EDUSAR de la Universidad Metropolitana.

Prevenir la cantidad de enfermedades crónicas que sufre el adulto mayor, asegurar el acceso a un sistema de salud universal sin restricciones a medicina general o especialistas y garantizar la solvencia económica del adulto mayor en los años de retiro.

En ese sentido se piensa en la etapa de vejez, como el periodo de la vida, donde la persona, debe tomar un descanso y abandonar sus antiguas rutinas sociales, económicas, comunitarias y especialmente laborales. Sin embargo, este retiro en países como Colombia enfrenta fuertes diferencias a nivel general, pues la mayor parte de nuestros adultos mayores, no gozan de las garantías del mínimo vital para enfrentar los costos de su senectud, con los probables quebrantos de salud, la posible disfuncionalidad familiar, el deterioro paulatino de su autonomía y más grave aún posibles problemas de discapacidad.

Esto lleva a considerar el estudio de la relación existente entre dos categorías fundamentales, la vejez y la discapacidad. En este sentido, es necesario definir los términos desde la perspectiva de la calidad de vida y la salud, para este propósito se toman los conceptos de vejez y discapacidad desde la perspectiva global de la Organización Mundial de la Salud OMS.

Envejecimiento humano desde el contexto global

El concepto de la OMS sobre el envejecimiento ofrece una amplia definición considerando su carácter multifactorial, se considera inicialmente, los aspectos biológicos los cuales confieren a la vejez un proceso complejo:

> En el plano biológico, el envejecimiento está asociado con la acumulación de una gran variedad de daños moleculares y celulares. Con el tiempo, estos daños reducen gradualmente las reservas fisiológicas, aumentan el riesgo de muchas enfermedades y disminuyen en general la capacidad del individuo (Organización Mundial de la Salud, 2015, p: 27)

Este concepto contempla el deterioro gradual de la salud desde la perspectiva física, hasta el final de la vida, sin embargo, advierte, que el mismo, no es inexorable, y que la adopción de hábitos de vida saludable, pueden aportar en términos generales la oportunidad de experimentar una etapa de vejez saludable y activa, que incluye la adopción estratégica de roles más dinámicos del desarrollo humano. En este sentido, se consideran factores condicionantes para la calidad de vida durante la vejez: la satisfacción de las necesidades básicas, seguir aprendiendo, crecer desde la proactividad, reflexión constante y toma de decisiones, mantenimiento de la movilidad, conformar redes de apoyo a partir de una activa socialización, contribuir desde sus posibilidades con el bienestar de su familia y la comunidad. Desde la OMS, esta perspectiva de la vivencia de la vejez es denominada "Envejecimiento Activo", que propone "fomentar y mantener la capacidad funcional" del adulto mayor (OMS, 2015, p: 171).

El envejecimiento activo como estrategia propone un conjunto de políticas, para la respuesta de los sistemas de salud, (OMS 2015), "prevenir y reducir la carga del exceso de discapacidades, enfermedades crónicas y mortalidad prematura; reducir los factores de riesgo relacionados con las causas de enfermedades importantes y aumentar los factores que protegen la salud durante el curso de la vida; desarrollar una continuidad de servicios sociales y de salud que sean asequibles, accesibles, de gran calidad y respetuosos con la edad, y que tengan en cuenta las necesidades y los derechos de las mujeres y los hombres a medida que envejecen; proporcionar formación y educación a los cuidadores".

Esta estructura que establece lineamientos políticos en materia de salud pública en torno a la calidad de vida del adulto mayor se articula con la política de salud pública de cada país miembro de la OMS. En el caso de Colombia se promulgo la Política Colombiana de envejecimiento humano y vejez 2015-2024, que tiene como objetivo general: (Ministerio de Salud y Protección Social 2015) "Propiciar que las personas adultas mayores de hoy y del futuro alcancen una vejez autónoma, digna e integrada, dentro del marco de la promoción, realización y restitución de los derechos humanos con base en la incidencia activa". Considerando en este sentido un principio de corresponsabilidad entre el individuo, la familia y la sociedad.

Para este proceso se contempla el desarrollo de un conjunto de ejes estratégicos en materia de derechos humanos del adulto mayor, su protección social, un enfoque activo del envejecimiento y la formación del recurso humano e investigación al respecto.

Como todos los países del mundo, Colombia debe hacer frente al envejecimiento de la población, el cual no da tregua, considerando circunstancias como la reducción progresiva del tamaño de la familia y el ingreso sostenido de la mujer al mundo laboral y productivo, las cuales constituyen, situaciones estructurales propias del avance de los tiempos, es así, que al analizar las estadísticas colombianas se afirma, (Departamento Administrativo Nacional de Estadística, 2018) "en el país se registra un índice de envejecimiento del 40.38 para personas mayores de 65 años y un 58.6 en personas mayores de 60 años como fracción de menores de 15 años". A esta realidad se le agregan condiciones propias y muy complejas derivadas de los graves desequilibrios humanos y sociales, de una nación en vía de desarrollo como son, el bajo nivel de seguridad económica para el retiro del adulto mayor, en Colombia según el XII Informe Nacional de Trabajo Decente, (Escuela Nacional Sindical 2019 p: 42) "muestran que de cada cien adultos mayores (personas con una edad igual o mayor a 60 años), apenas 27 están pensionadas", la mala calidad en los servicios de salud, (Banco Interamericano de Desarrollo, 2018 p: 80) "se reflejan en una deficiente atención a los usuarios, corrupción e ineficiencia en el uso de los recursos", situación que agrega más dificultades a otros problemas como la disfuncionalidad de muchos hogares donde el adulto mayor se hace más vulnerable y continua asumiendo nuevos riesgos sociales, que se integra a los graves problemas de orden público donde el adulto mayor no solo enfrenta la discapacidad sino y el abandono.

Relación envejecimiento y discapacidad

Según la (OMS 2019, párr. 1) "la discapacidad es un término general que abarca las deficiencias y las limitaciones de la actividad y las restricciones de la participación". Las limitaciones que conlleva la discapacidad afectan la funcionalidad corporal, lo que impide el desenvolvimiento del individuo en sus rutinas diarias en diferentes niveles, personales, familiares, comunitarios y la afectación de un sinnúmero de posibilidades para su preparación, adquisición de habilidades y el desarrollo de algunas competencias. Pero el mayor problema, estriba en la poca disposición de la sociedad para comprender el potencial del individuo discapacitado y el derecho al desarrollo pleno de su potencial, pese a las diversas contingencias.

Sin embargo, a nivel mundial, la variable discapacidad representa una gran preocupación, al correlacionarla con el incremento del envejecimiento poblacional, considerando que, en la última etapa de la vida del hombre, es cuando se observa una mayor convergencia de problemas de salud de diversa índole, precursores de comorbilidades y enfermedades que se manifiestan en discapacidad.

> El número de personas en situación de discapacidad está creciendo. Esto es debido, al envejecimiento de la población las personas ancianas tienen un mayor riesgo de discapacidad- y al incremento global de los problemas crónicos de salud asociados a discapacidad (Organización Mundial de la Salud, 2011 p: 8)

La hipertensión arterial, la diabetes, ciertas formas de cáncer producto de factores congénitos o estilos de vida poco saludables, igual que el deterioro de la salud mental asociados a una mayor longevidad o esperanza de vida en los países, incluyendo factores endógenos como el tabaquismo, el consumo de alcohol, la contaminación ambiental y una mayor propensión al riesgo de experimentar traumatismos severamente incapacitantes, son aspectos que deben constituir ejes temáticos significativos en el trazo de una política pública encaminada a formular planes y programas de prevención para una mejor calidad de vida en la vejez.

América Latina y el Caribe frente al binomio envejecimiento y dependencia

El envejecimiento y la dependencia en América Latina y el Caribe representan un gran reto desde todo punto de vista social, económico, político, considerando los múltiples desequilibrios, que afectan la dinámica de la población, según el estudio apoyado por el Banco Interamericano de Desarrollo BID, denominado: "Panorama de envejecimiento y dependencia en América Latina y el Caribe", (Aranco et al 2018, p: 38) "El proceso de envejecimiento de la población latinoamericana se está dando un ritmo sin precedentes. El aumento de la población dependiente, producto de la transición demográfica y epidemiológica, impone necesidades de cuidados de largo plazo en la región". El estudio señala que pocos son los gobiernos de la región que han asumido procesos encaminados a prepararse para atender el problema que representa el binomio envejecimiento – dependencia, países como Cuba, Costa Rica y Brasil, constituyen la excepción, a esta tendencia.

El caso de las políticas de envejecimiento y dependencia en Uruguay, según el informe del BID, es significativo por el alcance de sus objetivos entre estos: Mejorar la calidad del cuidado de las personas dependientes, contribuir al bienestar de los miembros de sus familias, reduciendo la carga de responsabilidades y el estrés asociado a las tareas de cuidados y otorgar visibilidad a las tareas de cuidado, fomentando la profesionalización de quienes la ejercen. En este estudio igualmente se subraya que en Colombia se está trabajando para incorporar en las cuentas nacionales, el reconocimiento del trabajo de cuidado en la población dependiente, lo que impacta en el reconocimiento de la presión que experimenta la familia en especial la mujer y otros miembros de la familia en el cuidado del adulto mayor.

Vejez y discapacidad de la población colombiana, desde los principales ejes de la política de envejecimiento humano

Por definición la Política Colombiana de Envejecimiento y Vejez 2015 – 2024, pretende impactar positivamente, la calidad vida de uno de los segmentos crecientes de la población del país, apuntando a garantizar bajo un principio de equidad, solidaridad y participación, la vida diaria de las personas mayores, las cuales, tienen mucho que aportar desde su experiencia y desarrollo, a la dinámica de la familia y la sociedad.

"La Política Colombiana de Envejecimiento Humano y Vejez está dirigida a la preservación de la capacidad funcional y la autonomía, la participación y el cuidado, incluyendo el acceso efectivo a los servicios de salud, con enfoque diferencial y particular énfasis en la superación de desigualdades sociales y de género" (Minsalud, 2015)

Para cumplir con este propósito propone el desarrollo de 4 ejes estratégicos:

Eje de Promoción y Garantía de los Derechos Humanos de las Personas Adultas Mayores

Eje de Protección Social Integral

Eje de Envejecimiento Activo, Satisfactorio y Saludable

Eje de Formación del Talento Humano e Investigación

Método y análisis

Con el propósito de profundizar en el análisis de cada uno de los ejes definidos en la política colombiana de envejecimiento humano y vejez 2015 – 2024, en esta reflexión metódica se contrastaron los objetivos de estos ejes, con las vivencias de estas poblaciones a la luz de los informes y estudios realizados por diversas Instituciones especializadas a nivel nacional e internacional en la calidad de vida de la población adulta mayor del país, incluyendo aquellas en situación de discapacidad. Es importante subrayar que el análisis se realizó tomando diferentes momentos del devenir de la vida de la población focalizada antes y después de haberse promulgado la política, procurando poner en relieve las diversas convergencias o divergencias entre la intencionalidad de la política y lo experimentado por esta población en sus contextos y cotidianidad.

Eje de promoción y garantía de los derechos humanos de las personas adultas mayores

La importancia de este eje de la política colombiana de envejecimiento y vejez, radica en la necesidad de garantizar el ajuste de la política social colombiana a los preceptos que a nivel

95

universal se han ido construyendo y promulgando, para garantizar el bienestar de los adultos mayores, un segmento de la población con mayor vulnerabilidad y riesgo social, en los países en vía de desarrollo. (Minsalud, 2015 p: 27) "El Estado Colombiano está directamente comprometido con el cumplimiento de las obligaciones que se derivan de los instrumentos internacionales de derechos humanos, la normativa constitucional, la legislación interna y la jurisprudencia de la Corte Constitucional".

En este sentido, el alcance de la ley propone garantizar la provisión de los cuidados al adulto mayor en materia de acceso a la vivienda, servicios públicos domiciliarios de calidad, seguridad social en salud, programas especiales de protección social, soporte familiar y fomento del envejecimiento activo, que propicie el empoderamiento y el ejercicio pleno de su ciudadanía.

La política Colombiana de Envejecimiento y Vejez, confiere al Estado una parte sustancial de las obligaciones, igual a la familia y a la comunidad próxima, sin embargo, desde hace varios años ha sido difícil garantizar estos preceptos, los derechos del adulto mayor propuestos desde las metas y líneas de acción de la política propuesta ven diluido su alcance ante la avasallante realidad, la falta de control de los organismo del Estado, que soslaya la vulneración de los derechos de esta población.

La Fundación Saldarriaga Concha desde hace años viene investigando en torno a la calidad de vida de la población adulta mayor en Colombia, y subraya en uno de sus informes (Fundación Saldarriaga Concha, 2019 párr. 1) "El maltrato a las personas mayores es una problemática social en crecimiento que merece la atención inmediata del estado, la sociedad civil, organizaciones y la comunidad en general", en este sentido propone diseñar estrategias encaminadas a crear conciencia entre los diferentes estamentos de la sociedad colombiana respecto a la importancia del cuidado de esta población y el debido respeto a sus derechos.

Sin embargo, en este aspecto la sociedad colombiana aún no da muestra de sensibilización considerando las cifras observadas, según el informe de la Fundación Saldarriaga Concha (2015) tomando un estudio de la Encuesta Nacional de Salud, Bienestar y Envejecimiento-SABE- 2015 identificó que el 12% de las personas mayores en el país ha sufrido maltrato: el 12% reportó maltrato psicológico, 3,4% maltrato físico, 1,5% financiero y 0,3% sexual. Con el tiempo, el problema de maltrato al adulto mayor se agudiza, el Instituto Nacional de Medicina Legal y Ciencias Forenses en un informe de 2018, reporta un incremento del 14,22% en los casos de violencia y maltrato contra el adulto mayor con un total de 1060 casos registrados que puede ser mayor si analizamos los casos de violencia de pareja entre personas de 60 a 80 años. En este sentido se hace evidente la baja efectividad de los organismos del Estado para hacer cumplir la norma y la ausencia de voluntad política para introducir las reformas necesarias e imprimirle operatividad a los instrumentos legales que garanticen en la práctica el bienestar de esta población. En las zonas rurales la situación se agrava por los casos de violencia física y en las áreas urbanas prevalece la violencia psicológica.

En una investigación publicada en 2019 sobre maltrato en el adulto mayor: (Forero, Hoyos, Buitrago, Heredia 2019) se señala como factores predisponentes para el maltrato, la dependencia, la cual es concomitante con la discapacidad, así mismo, el deterioro progresivo de la salud que puede en algunos casos, derivar en discapacidad. Según el estudio citado, el estrés generado en la cotidianidad para los cuidadores puede terminar en maltrato y como señala el documento adicionalmente pueden darse otras clases de abuso, (Forero et al 2019, p: 6): "el deterioro cognitivo y las alteraciones de la conducta como agresividad, agitación, deambulación y depresión, son factores de riesgo para la explotación financiera".

En una de las conclusiones del estudio se advierte que Colombia representa un caso especial de violencia para el adulto mayor y especialmente el discapacitado, y este factor agravante es el desplazamiento forzado, que realmente desde este análisis responde a un problema estructural que azota al país desde el siglo pasado en una espiral más envolvente para cada generación (Forero L et al 2019) "Aunque muchos de los patrones identificados en la literatura mundial y latinoamericana coinciden con los colombianos, existen algunos que son casi idiosincráticos, como el fenómeno del desplazamiento provocado por el conflicto armado".

En 2011 un informe de la Agencia de las Naciones Unidas para los Refugiados ACNUR trata el tema del desplazamiento forzado en Colombia y sus consecuencias sobre la población discapacitada, en el mismo subraya la grave invisibilización del hecho y las formas de maltrato generado desde la conjunción de las categorías "adulto mayor, discapacidad y desplazamiento:

Se ha encontrado que algunos de los riesgos que sufren las personas mayores con discapacidad tienen que ver con abandono, desarraigo, disminución de la calidad de vida por factores como salud, alimentación y potencialidades ocupacionales, pérdida de ingresos, discriminación, alta dependencia y limitada posibilidad de auto provisión, inversión o asunción de roles sociales y familiares no propios a su condición y pérdida del patrimonio: tierras y vivienda. (ACNUR, 2011 p: 34)

En su informe la ACNUR señala los principales riesgos que asume la persona discapacitada, de los cuales se extraen aquellos que especialmente afectan a las personas adultas discapacitadas y desplazadas:

- Riesgo de discriminación y exclusión por barreras actitudinales, producto del desconocimiento, prejuicios, estigmas e imaginarios sociales errados acerca de la discapacidad.

- Riesgo de discriminación y exclusión de los servicios de atención al desplazamiento, por barreras de acceso físico y al transporte.

- Riesgo de discriminación y exclusión por barreras de acceso a la información y a la comunicación.

- Riesgos acentuados por los efectos destructivos del desplazamiento forzado sobre las estructuras y capacidades familiares.

- Riesgos agravados por la pérdida de redes sociales y del entorno.

- Mayores obstáculos para la inserción al sistema económico y de acceso a oportunidades laborales y productivas;

- Riesgo acentuado de deterioro en la salud y de disminución de esperanzas de vida por condiciones inadecuadas de vivienda, nutrición y saneamiento básico, y por la ausencia de una atención integral en salud.

Subrayando la relación entre victimización y vejez, las víctimas del conflicto armado en Colombia según el informe de la Sala situacional de la Población Adulta Mayor 2018, con datos del Registro Único de Victimas, señala, que en Colombia, más del 11% de las víctimas del conflicto armado, son mayores de 59 años, y que un 77% de estas, han sufrido desplazamiento forzado, este fenómeno, incrementa el nivel de dependencia de estas personas, quienes en sus lugares de origen eran activos económicamente, como agricultores, pastores, o eran considerados en su núcleo familiar repositorios de sabiduría y experiencia, y aún con algún tipo de discapacidad, las rutinas de su entorno rural y su rol en la familia los hacia menos vulnerables, lo que cambia al ser expulsados de sus territorios, a contextos urbanos donde su vulnerabilidad se incrementa al igual que sus riesgos sociales.

En el informe denominado: "Sala situacional de la Población Adulta Mayor del Ministerio de Salud y Protección Social, Oficina de promoción Social 2018", se advierte que en Colombia, la dependencia de la población adulta registra un incremento sostenido cada 5 años, pues en 2005 era del 14,8%, en 2010 un 16%, en 2015 un 17,5%, y se proyecta que en 2020 alcance más del 20%, este comportamiento, implica que al culminar 2020, de cada 100 personas económicamente activas, habrán 20 personas mayores de 59 años, que podrán presentar algún tipo de dependencia. Esta cifra es preocupante, teniendo en cuenta, que, en ese mismo informe, se incluye el Registro de Localización y Caracterización de Personas con Discapacidad, RLCPD, el cual señala, que el 45% de las personas discapacitadas en Colombia, pertenecen a este mismo segmento (mayores de 59 años), aunado al hecho de que más del 34% de las personas de 80 años figuran en el registro de discapacidad del DANE.

El desarrollo de una planeación estratégica situacional en torno al bienestar de la población que envejece y con probabilidad de enfrentar situaciones de discapacidad, requiere medidas de salud pública que se implementen desde las etapas tempranas del desarrollo, planes e iniciativas de prevención con enfoque interdisciplinar que brinden soporte asistencial a las comunidades y las familias, y así, enfrentar los posibles riesgos de discapacidad por condiciones propias del avance de la edad. Ello implica identificar los factores de riesgo y vulnerabilidad de la población mayor, asegurar los recursos e inversión del Estado, necesarios para la provisión de servicios de salud especializados en adultos mayores, capacitar desde los aspectos técnicos a los familiares y cuidadores, adquirir los medios tecnológicos que faciliten la asistencia de esta población en los hogares e instituciones especializadas y contar con profesionales y especialistas que permitan innovar en el alcance de las metas de cuidado más altas para alcanzar altos niveles de bienestar y prevenir situaciones problémicas ligadas al proceso del envejecimiento poblacional y la discapacidad.

Eje de protección social integral

Uno de los principales preceptos del eje estratégico de la política colombiana de envejecimiento humano y vejez, es la seguridad social integral, entendida esta, desde una ruptura con el enfoque de asistencia social, y pasar a un enfoque de previsión. La Protección Social Integral, se concibe como un derecho, donde se consagran la igualdad, la democratización y el aprovechamiento de oportunidades, partiendo del principio de que Colombia es un país diverso, que requiere el diseño de un sistema que garantice la seguridad social integral, considerando las condiciones de sus grupos humanos y regiones.

(MINSALUD, 2015 p: 29) "La Ley 789 de 2002 estableció el Sistema de Protección Social en Colombia y lo define como "El conjunto de políticas públicas orientadas a disminuir la vulnerabilidad y mejorar la calidad de vida de los colombianos, especialmente los más desprotegidos, para obtener como mínimo el derecho a la salud, la pensión y al trabajo".

El principio de igualdad que promulga este eje de acción va más allá, promoviendo la intención de garantizar la no discriminación laboral y la permanencia en el empleo. Para ello sostiene como líneas de acción, como la ampliación de la seguridad del ingreso, protección y garantía del derecho a la salud, el desarrollo y promoción de la asistencia social, fomento de la seguridad alimentaria, promoción de la vivienda digna y reconocimiento y protección del envejecimiento rural.

El ideal de cumplir con la protección integral del adulto mayor en Colombia como lo ha trazado la política nacional, se enfrenta a la dura realidad de que la población económicamente activa en la actualidad, presenta un grave déficit en aportes para pensión por diversas razones, entre estas la precariedad de los ingresos generales de la población, aunado al alto grado de informalidad en el empleo, lo que sin duda, afectará a las futuras generaciones las cuales perciben que no alcanzarán a realizar suficientes aportes para su pensión, o sencillamente nunca los han podido hacer.

> La cobertura del sistema general de pensiones en Colombia es muy baja. Alrededor del 37 % de los hombres en edad productiva se encuentra cotizando al sistema pensional, mientras que solo el 34 % de las mujeres lo hace. La preocupación por las bajas tasas de cobertura incrementa en la medida en que el bono demográfico del país se agota. (Consejo Privado de Competitividad 2019)

A nivel de América Latina, el promedio del país en materia de cobertura en el régimen de pensiones está por debajo del promedio de la región, lo que infiere la necesidad de ajustar la política laboral al respecto. "En el contexto de América Latina, Colombia reporta una de las coberturas pensionales más bajas, ubicándose por encima de Ecuador y Perú, pero muy por debajo del promedio latinoamericano" (CEPAL, 2017).

En el informe de la Comisión Económica para América Latina CEPAL, denominado Panorama Social de América Latina 2017, se reconoce que a nivel latinoamericano se han hecho esfuerzos para mejorar el panorama de los programas subsidiados por los Estados (CEPAL, 2017 p: 70) "El número de países de América Latina y el Caribe con sistemas de pensiones no contributivos ha aumentado en forma sostenida, pasando de 8 en 1990 a 26 en 2016" y subraya "La cobertura regional incluidas personas mayores, personas con discapacidad y otros se incrementó de cerca de 1 millón de personas a principios de los años noventa a poco más de 24 millones de personas en 2016", el informe reconoce que los países más avanzados al respecto son Brasil, y México, seguido de Colombia.

> A estos le siguen el programa Colombia Mayor y el programa de Pensiones no Contributivas de la Argentina, cada uno con 1,5 millones de perceptores (personas consultadas en el estudio según su percepción de la seguridad social en cada país), y la Renta universal de vejez "Renta Dignidad", del Estado Plurinacional de Bolivia, con casi 1 millón de destinatarios (CEPAL 2017, p:71).

La preocupación general de la población afiliada al régimen contributivo de pensiones, es que no se incremente la edad de jubilación y que el número de semanas o aportes para lograr el goce del retiro con pago vitalicio, no sea alterado, situación ante la cual, el gobierno nacional, pese al argumento que defiende respecto al aumento en la esperanza de vida en el país, como condicionante para el incremento de la edad de jubilación, ha manifestado, no tener intención de modificar en ese sentido la ley. Sin embargo, las ventajas del Régimen de Prima Media con prestación definida, frente al régimen de ahorro individual con solidaridad, pueden verse alteradas en el futuro, si se logra llevar a la práctica lo que sugieren los gremios del sector financiero como la Asociación Nacional de Instituciones Financieras ANIF, y FEDESARROLLO, los cuales proponen, acabar con la competencia entre los dos regímenes, teniendo como argumento de esta tesis, la necesidad de generar una reforma que garantice mecanismos para enfrentar las nuevas condiciones del envejecimiento poblacional del país.

En Colombia, la proporción de adultos mayores aumentará considerablemente en los próximos años, mientras que la población económicamente activa, tenderá a reducirse, hecho que se conoce como el agotamiento del bono demográfico. De continuar con los mismos niveles de informalidad laboral, en el 2050 el número de cotizantes por cada adulto mayor será solo de 0,6 frente a 2,3 hoy. (Consejo Privado de Competitividad, 2019, p: 250)

En este punto del análisis, es importante ampliar el concepto del Programa de Protección Social al Adulto Mayor "Colombia Mayor", considerando la suficiente ilustración que se tiene acerca de los regímenes pensionales en el país y conocer los elementos básicos para acceder a la cobertura bajo el régimen subsidiado por el Estado a través del denominado Fondo de Solidaridad Pensional. (Fondo de Solidaridad pensional 2020, párr. 1)

Desde lo definido por el Fondo de Solidaridad Pensional, el programa denominado "Colombia Mayor", busca ampliar la protección a las personas mayores que se encuentran desamparadas, las cuales no cuentan con una pensión o viven en la indigencia o en la extrema pobreza; por medio de la entrega de un subsidio económico". Este subsidio, representa una suma mensual de dinero, diferenciado de acuerdo a lo establecido por cada entidad territorial, y representa el inicio de un proceso susceptible de incrementar su cobertura y aportes acorde con la voluntad política y las condiciones productivas de cada Departamento y Municipios.

El Fondo de Solidaridad Pensional, se define como una cuenta especial del país, adscrita al Ministerio de Trabajo, cuyo objetivo es subsidiar las pensiones de los grupos de población que por su situación económica no tienen acceso a los sistemas de seguridad social, o por su condición de pobreza requieren de un subsidio.

La acción de este Fondo, apunta a especialmente a un segmento importante de la población vulnerable que puede perder la oportunidad de vivir en el futuro su retiro y vejez con autonomía e independencia económica, pues cubre las necesidades de personas cuya productividad económica es baja o inestable, incluyendo a: "los trabajadores independientes, madres sustitutas, personas en situación de discapacidad, concejales y ediles que carezcan de suficientes recursos para efectuar la totalidad del aporte".

El Estado a través del Fondo de Solidaridad Pensional, canaliza los recursos necesarios para complementar los aportes de la población beneficiaria para cotizar su pensión, en este aspecto, es importante comprender el cambio de perspectiva del concepto laboral y productivo que se tiene de la persona en situación de discapacidad respecto a sus competencias, procurando valorar de forma justa su potencial, pues como mencionamos anteriormente, la persona en situación de discapacidad, está expuesta a múltiples riesgos físicos, sociales y especialmente a procesos de exclusión que pueden limitar su derecho a la igualdad de oportunidades educativas, laborales y productivas.

Algunas precisiones sobre los beneficios especiales para las personas en situación de discapacidad en el marco de las disposiciones legales de las iniciativas de pensión y subsidio, incluyen los siguientes aspectos: (MINSALUD 2018).

- La obligación de cotizar cesa al momento en que el afiliado reúna los requisitos para acceder a la pensión mínima de vejez, o cuando el afiliado se pensione por invalidez o anticipadamente.
- Para el año 2014, el Programa de Subsidio al Aporte en Pensión -PSAP subsidia a las personas en situación de discapacidad el 95% de la cotización sobre un salario mínimo legal mensual vigente.
- Las personas mayores en situación de discapacidad serán priorizadas para la inclusión en este programa, el cual se desarrolla a través del Ministerio de Trabajo con el apoyo de las Alcaldías.

- Las Cajas de Compensación Familiar pagan un doble subsidio familiar, a los trabajadores beneficiarios, cuando tienen a su cargo a sus padres, hermanos huérfanos de padres y a sus hijos en situación de discapacidad que les impida trabajar. ("Artículo 3, parágrafo 1 numeral 4. de la ley 789 de 2002)

A manera de colofón se hace una compilación de programas dirigidos a la población en situación de discapacidad con otras Instituciones a nivel nacional:

- Desde el Ministerio de Educación se viene formando a docentes y directivos en la atención de población en situación de discapacidad para su inclusión educativa.
- Apoyos para la realización de estudios superiores, por parte del Icetex: con una línea especial con ventajas financieras diferenciales para cursar pregrados.
- En relación a la inclusión tecnológica el Ministerio de Tecnologías de la Información y las Comunicaciones TIC, provee plataformas especiales para estudiantes en condición de discapacidad visual y auditiva.
- Considerando la potente capacidad del deporte y cultura, COLDEPORTES por su parte promueve la participación y apoyo a las justas deportivas paralímpicas del país y el Ministerio de Cultura la inclusión de personas en situación de discapacidad y sus representantes en los consejos de cultura.
- En materia de empleo, el Ministerio del Trabajo, ha normatizado y puesto en marcha, lo establecido en la ley 1429 de 2010, por el cual se otorgan beneficios tributarios y legales, a las empresas e instituciones que brinden espacios laborales a personas con diferentes tipos de discapacidad.
- A través de la ley 1221 de 2008, por medio de la cual se regula el teletrabajo, el cual consiste en el desempeño de actividades remuneradas o prestación de servicios a terceros teniendo como soporte las tecnologías de informática y comunicaciones, se ofrece un espacio para la población en

situación de discapacidad que adquiere una ventaja al laborar sin tener que transportarse a un lugar de trabajo.

- El Servicio Nacional de Aprendizaje SENA fomenta la formación para el trabajo en condiciones especiales de inclusión a la población en situación de discapacidad.

En síntesis, este compendio de posibilidades de inclusión social, educativa, laboral, productiva entre otras, requerirá de un seguimiento riguroso a nivel institucional, pues se requiere de una voluntad política sustancial que garantice en el futuro el bienestar de la población de personas adultas y en situación de discapacidad del país para el futuro.

Eje de envejecimiento activo, satisfactorio y saludable

Desde la perspectiva de la OMS, el envejecimiento de la población, observado a partir del incremento de la esperanza de vida, es considerado un avance significativo en el desarrollo de los pueblos, implica a pesar de los desequilibrios sociales en muchos países, una conquista para la humanidad. La universalización de la inmunización contra graves enfermedades, los avances en las estructuras para la provisión de servicios públicos como el agua potable, la electricidad, las comunicaciones la distribución de alimentos y la evolución de los sistemas de seguridad social en materia de salud, contribuyen a la conformación de un tejido social más longevo, pero al mismo tiempo vulnerable frente la poca preparación que tienen hoy los países en materia de políticas, recursos, tecnología e infraestructura, para atender las necesidades especiales de este segmento creciente de la población.

El envejecimiento de la población puede considerarse un éxito de las políticas de salud pública y el desarrollo socioeconómico, pero también constituye un reto para la sociedad, que debe adaptarse a ello para mejorar al máximo la salud y la capacidad funcional de las personas mayores, así como su participación social y su seguridad. (OMS, 2020 párr. 1)

En ese orden de ideas, la OMS, contempla la necesidad de generar un cambio en la cultura de los países, respecto a la concepción del envejecimiento como parte integral del desarrollo humano y reducir los riesgos que implica no diseñar políticas adecuadas en materia de salud pública frente al creciente envejecimiento poblacional. Es así, que se acuño el concepto de envejecimiento activo, el cual implica el desarrollo de lineamientos estratégicos para los países, los cuales los deben incorporar a sus políticas, programas, planes y normativas encaminados a proveer y aprovechar oportunidades a la población y a las nuevas generaciones de envejecer de manera saludable y digna. El envejecimiento activo se define como (OMS, 2015 p: 248) "Proceso de optimización de las oportunidades de salud, participación y seguridad que tiene como fin mejorar la calidad de vida de las personas a medida que envejecen".

El concepto de envejecimiento activo contempla la comprensión inicial de la naturaleza del envejecimiento humano y los cambios que conlleva, las implicaciones económicas del cuidado, las obligaciones de la familia y la sociedad, la adecuación de espacios físicos no solo en el hogar sino la infraestructura de las ciudades y la conformación de redes de apoyo que integren en una visión compartida de la calidad de vida del envejecimiento a todos los estamentos sociales:

> Además de los cambios biológicos, el envejecimiento también está asociado con otras transiciones de la vida como la jubilación, el traslado a viviendas más apropiadas, y la muerte de amigos y pareja. En la formulación de una respuesta de salud pública al envejecimiento, es importante tener en cuenta no solo los elementos que amortiguan las pérdidas asociadas con la vejez, sino también los que pueden reforzar la recuperación, la adaptación y el crecimiento psicosocial. (OMS, 2018, párr. 2)

En Colombia los lineamientos del envejecimiento activo se han ido adoptando a partir de las estrategias de salud pública trazadas en la "Política colombiana de envejecimiento humano y vejez 2015 – 2024", en el eje denominado: Envejecimiento Activo, Satisfactorio y Saludable, el cual persigue (MINSALUD 2015, p: 33) "fomentar estilos de vida saludables y lograr cambios en los hábitos de las personas para garantizar calidad de vida a lo largo de las diferentes trayectorias de vida; busca mantener a las y los colombianos sanos y productivos".

Para este propósito, se han trazado una serie de líneas de acción con las cuales se persigue para la población de adultos mayores, (MINSALUD 2015, p: 33) "construir una sociedad con mayores niveles de autonomía de sus ciudadanos y ciudadanas, menores tasas de dependencia funcional, mejores estándares de participación social y seguridad humana para todas y todos los colombianos".

Las líneas de acción propuestas son:

- **Creación y fortalecimiento de espacios y entornos saludables:** Los cuales por definición deben no solo contemplar a la familia, sino a la comunidad y a los estamentos del Estado y la empresa privada, (Min Salud 2015, p: 34) "la garantía de condiciones ambientales sostenibles, con las condiciones de seguridad de las viviendas y el espacio público, y con la creación de ciudades amables y solidarias con los niños, las niñas, las personas con discapacidad y las personas adultas mayores.

- **Construcción de culturas del envejecimiento humano y el bienestar subjetivo en la vejez:** Esta línea persigue generar espacios de socialización que valoren el rol del adulto mayor en nuestra sociedad, desde su experiencia, valores e historia de vida, (Min Salud 2015, p: 34) "desarrollar estrategias e intervenciones tendientes a transformar imaginarios de la vejez estereotipados e inadecuados, por aquellos que rescaten la humanización y dignidad de las personas adultas mayores y de la vejez, como proceso".

- **Promoción, incorporación y práctica de estilos de vida saludable:** Con un enfoque preventivo en materia de salud pública, esta línea de acción busca promover la adopción de un estilo de vida saludable desde las primeras etapas del desarrollo humano de la población, y que se mantenga a lo largo de la vida buscando (MINSALUD 2015, p: 34) "disminuir los riesgos de enfermar y morir prematuramente; y crear condiciones para un envejecimiento activo, satisfactorio y saludable".

Coherente con estas líneas trazadas en la Política Colombiana de Envejecimiento Humano y Vejez 2015 – 2024, la Fundación Saldarriaga Concha en 2018, analizó el desarrollo del eje de "Envejecimiento activo", detallando algunas estrategias intrínsecas del modelo, a partir de un proyecto piloto denominado: "Modelo de cuidado interna 2", Inicialmente se define los componentes y posteriormente presenta los resultados (Fundación Saldarriaga Concha 2018, párr. 1)

1. **El cuidado y el autocuidado**: En este aspecto subraya dos aspectos, las actividades para mejorar el autocuidado del adulto mayor con el propósito de fomentar una mayor independencia en la cotidianidad unida a la formación de las familias, cuidadores y miembro de la comunidad próxima en la forma apropiada de velar por el cuidado de las personas mayores.

2. **Promoción de los estilos de vida saludable**: En este aspecto se propende por proveer a los adultos mayores de una nutrición y actividad física adecuada, como iniciativa para fomentar una mejor calidad de vida, independencia y participación del adulto mayor. Este proceso incluye, el desarrollo humano a partir de expresiones culturales y artísticas, donde se incorpore desde esta población sus saberes y tradición.

3. **Laboratorios intergeneracionales de memoria y escritura:** Esta iniciativa comprende promover la realización de talleres interactivos que exhorta a personas de diversas edades para integrarse y generar narrativas encaminadas a valorar la sabiduría de los adultos mayores y generar el intercambio generacional a través de la narrativa.

4. **Resiliencia y resolución de conflictos:** Se promueve la realización de dinámicas que permitan la adopción de hábitos de vida saludable para enfrentar el estrés y las preocupaciones a partir de la realización de ejercicios de relajación y meditación y la obtención de habilidades psicosociales para enfrentar de una manera constructiva

posibles problemas en la cotidianidad y conflictos de forma pacífica.

5. **Incidencia y exigibilidad de derechos:** Formar a las familias del adulto mayor en el conocimiento de sus derechos, y participar de forma activa en el diseño y seguimiento de políticas, programas y proyectos al respecto.

6. **Apoyo a proyectos productivos:** Con relación a la capacidad productiva y al rol como persona económicamente activa el modelo de envejecimiento activo, comprende brindar asistencia técnica empresarial para lograr que el adulto mayor aprenda a emprender.

En ese sentido la Fundación Saldarriaga Concha, presenta en el informe 2018 los resultados de estas estrategias (Fundación Saldarriaga Concha, 2018):

- Las condiciones de vida de las personas mayores, en términos de salud, educación, actividades laborales y ocupación del tiempo libre mejoraron, pasando de 8.09% a 8,33%.

- Subió tres puntos el nivel de dependencia, pasando de 94,68 a 97,23 en la escala de Barthel. Esto se ve reflejado en la autonomía de este grupo para realizar actividades de la vida diaria como vincularse a trabajos comunitarios, cocinar, comer solo, hacer sus propias diligencias.

- Se mantuvo el nivel de independencia a través de cuatro indicadores como usar el teléfono, usar medios de transporte, ser responsables de medicarse y manejar sus asuntos económicos.

- El componente de promoción de hábitos saludables les permitió valorar su paso por la vida y afrontar de manera positiva los cambios de la vejez, viviendo de manera activa su envejecimiento.

- Las personas que participaron en este piloto manifiestan que "cada vez viven más tranquilas" y que lo que aprendieron les "cambio la convivencia, les hizo comprender una mejor forma de comunicarse y afrontar los conflictos que a diario se evidencian en su sitio de vivienda".

- Después del proyecto, los adultos mayores manifiestan sentirse más reconocidos dentro de los espacios sociales en los cuales participan.

- Así, el modelo de cuidado y envejecimiento activo tiene todos los elementos recomendados por la Organización Mundial de la Salud para el desarrollo de una política nacional de cuidado con un enfoque de envejecimiento activo adaptada a las circunstancias de las personas mayores en el país, que efectivamente favorece una vejez digna y saludable.

Eje de formación del talento humano e investigación.

Es un hecho, que a nivel global, los requerimientos de un recurso humano preparado científicamente para atender las necesidades, físicas, mentales, sociales y culturales, de las personas mayores, preocupa a una importante proporción de las autoridades y planeadores del desarrollo a nivel mundial, y no solo los médicos preparados para atender de manera especializada a esta población creciente, el problema es complejo, teniendo en cuenta sus múltiples aristas que entraña la necesidad de una preparación de las personas que en las familias o comunidades asuman el rol de cuidadores, los cuales deben ser formados académica y profesionalmente en todos los niveles del ciclo propedéutico, especialmente en términos de profesionales, tecnólogos, técnicos y especialistas que respondan a las crecientes necesidades de este segmento poblacional con la calidad requerida, instando a los Estados a lograr el eslabonamiento estratégico con la academia para responder a este tema dilemico de la actual sociedad y su devenir.

El problema no es reciente, la situación se reporta a nivel global desde inicios de siglo, como lo advierte la OMS en un estudio que consulta datos desde 2002, donde se advierte la escasa voluntad política para preparar a los países en la formación del recurso humano en la atención en salud para el segmento de la población que envejece (OMS, 2015 p: 4) Sin embargo, en un estudio reciente sobre los progresos realizados a nivel mundial desde 2002, que abarcó más de 130 países, se señaló que "en las políticas de salud, el reto de la transición demográfica tiene prioridad baja". En ese aspecto el estudio advierte dos problemas que reflejan la baja voluntad política para enfrentar los nuevos escenarios demográficos y el envejecimiento poblacional.

> "Se registran bajos niveles de formación en geriatría y gerontología en las profesiones de la salud, a pesar del creciente número de personas mayores"; y "la atención y el apoyo a los cuidadores [...] no es un objetivo prioritario de la acción gubernamental sobre el envejecimiento" (OMS, 2015 p: 4)

El estudio subraya que en los países en vía de desarrollo el problema puede agudizarse por el menor nivel de avance y garantías en la calidad de los servicios de salud, en donde se presentan limitaciones en materia de cobertura y calidad de la atención dispensada.

> En los países de ingresos bajos o en los entornos de escasos recursos de todo el mundo, el acceso a los servicios de salud suele ser limitado. Es posible que los trabajadores sanitarios no tengan la formación suficiente para hacer frente a los problemas comunes de la vejez, como la demencia o la fragilidad (OMS. 2015 p: 6)

Esta situación en años anteriores advierten los estudios pueden representar en los países del tercer mundo la pérdida de oportunidades para detectar a tiempo enfermedades prevenibles como la hipertensión arterial y los accidentes cerebrovasculares, las cuales por su carácter crónico pueden agotar los sistemas de salud pública en los países y conducen a la discapacidad al respecto se advierte (OMS 2015, p:6) "se pierden oportunidades para el diagnóstico temprano y el control de algunas afecciones, como la hipertensión arterial".

Sin embargo, los estudios en países desarrollados subrayan que las poblaciones longevas están presentando, tendencias positivas en el goce de buena salud, disminuyendo la correlacionada discapacidad consecuente observada en otros países, (OMS, 2015 p: 3) "Algunos estudios longitudinales indican una posible disminución de la prevalencia de la discapacidad grave en los países ricos, pero esta tendencia no parece extenderse a la discapacidad menos grave e incluso puede haberse estancado". En el mismo informe se afirma que el escenario no es muy claro en los países en vías de desarrollo.

En el país, la Política Colombiana de Envejecimiento Humano y Vejez 2015-2024, advierte la necesidad de contar con la formación de un recurso humano en el campo de la atención a la población de personas mayores, subraya introducir a los currículos en el campo de la salud las temáticas pertinentes al respecto (MINSALUD, 2015 p: 35) "desarrollar capacidades en las personas, colectivos e instituciones para generar un talento humano suficiente y con capacidad de gestionar individual, y colectivamente, el proceso de envejecimiento humano y vejez".

Este eje de la política de envejecimiento propone dos líneas de acción, la primera contempla (MINSALUD 2015, p: 35) el **"desarrollo de investigación sobre envejecimiento humano y vejez" y la segunda, la "ampliación de la formación de talento humano de niveles técnico, profesional y especializado"**.

La primera estrategia propone el desarrollo de la investigación en torno al tema del envejecimiento y la vejez en el país, haciendo énfasis en estrategias que aborden el problema desde una perspectiva contextualizada tanto en los aspectos culturales, como en lo territorial concibiendo al país como un territorio de regiones con identidad y una visión desde los valores de una cultura diversa, que aporta al cuidado y la valoración de las personas mayores en sus entornos como la familia y la comunidad.

En relación con la formación a los diversos tipos de personal y niveles se advierte la necesidad de formar personal técnico, profesional y especializado, en el tema de atención a la población de personas mayores del país. La necesidad surge por el imperativo social de estructurar para la población adulta mayor una atención integral (MINSALUD, 2015, p: 36) "la atención integral de las personas adultas mayores para la garantía de un envejecimiento activo, la prevención, tratamiento y rehabilitación de la dependencia funcional, mediante contenidos curriculares pertinentes en los diferentes niveles de la educación superior". Esta estrategia contempla la introducción a las mallas curriculares de los programas de la salud y ciencias sociales, temáticas relacionadas con el proceso de envejecimiento y vejez, aportando a la comprensión de esta etapa del desarrollo humano, y el bienestar y funcionalidad de la población en el futuro, en materia de discapacidad es importante subrayar la necesidad de esta política de contemplar disciplinas como las ingenierías y arquitectura para que en el futuro próximo los diseños de espacios físicos y unidades habitacionales respondan a las limitaciones de movimientos y posible discapacidad de la población (MINSALUD, 2015, p: 36)

La estrategia incluye formar a los líderes comunitarios, para que aporten desde su ejercicio e influencia a la inclusión de los adultos mayores al tejido social y a partir de esa integración conformar redes de apoyo y otras formas de socialización que susciten la provisión de asistencia y apoyo a las familias que posean entre sus integrantes personas mayores.

Las metas contempladas en materia de formación proponen que el país vire hacia la conformación de un conjunto de profesionales que garantice la provisión de servicios de alta calidad profesional entre estas metas se contempla:

- Establecer una agenda estratégica de investigación sobre envejecimiento humano y vejez para Colombia.

- Contar con cuatro (4) geriatras por cada 10.000 personas de 60 años o más y 40 gerontólogos por cada 100.000 habitantes de Colombia, al año 2024.

- Formar profesionales y técnicos desde el ámbito académico en el cuidado familiar y la atención domiciliaria de personas adultas mayores, con énfasis en atención de dependencias funcionales, demencias y discapacidades.

Pero incluso en este aspecto, es necesario integrar el tema del envejecimiento, al problema de la discapacidad, razón por la cual desde estudios especializados se advierte esta intrincación, en un estudio denominado "Discapacidad e Inclusión Social en Colombia", la Fundación Concha Saldarriaga afirma:

"Es prioritario abordar la discapacidad desde una perspectiva de envejecimiento y vejez, en donde se trabaje sobre la salud y la promoción de estilos de vida saludable, la seguridad económica y el cuidado, pues cada vez las personas con discapacidad vivirán más tiempo y más personas mayores podrían adquirir discapacidades" (Fundación Concha Saldarriaga 2016, p:33)

En el informe 2019 de la Sala situacional de la Población Adulta Mayor, del Ministerio de Salud Nacional, subraya que la población de adultos mayores de 59 años, continua registrando aumento, "a diciembre de 2018, 6.252.258 (14%) de la población afiliada a salud era mayor a 59 años de edad, de estos, 3.160.986 (51%) personas de la población mayor a 59 años de edad afiliada a salud, se encontraban afiliados en el régimen subsidiado", esta estadística, muestra la tendencia paulatina hacia una mayor cobertura en materia de salud subsidiada especialmente dirigida a una población vulnerable.

Al interior del informe de la Sala situacional de la Población Adulta Mayor, se inserta el Estudio Nacional de Salud, Bienestar y Envejecimiento (SABE), el cual "tiene como objetivo conocer la situación actual, en el ámbito rural y urbano, de la población de personas adultas mayores en Colombia", en el mismo, es importante señalar las siguientes situaciones en materia de problemas específicos de salud en la persona mayor, en el estudio se les denomina:

"Análisis de determinantes de la salud" en el cual se identifican las siguientes situaciones prevalentes:

- El deterioro visual fue la condición crónica más frecuente, con una prevalencia de 88,9%.

- 60,7%, prevalencia total de hipertensión arterial en la población adulta mayor.

- 18,5%, prevalencia de diabetes mellitus.

- 14,5%, prevalencia total de enfermedad isquémica cardíaca.

- 11,8%, prevalencia total de osteoporosis.

- 11,4%, prevalencia de Enfermedad Pulmonar Crónica.

- 5,3% prevalencia total de cáncer:

- En hombres el cáncer reportado con mayor frecuencia: próstata, piel y estómago.

- En mujeres el cáncer más frecuente: cuello uterino, mama, piel.

- 4,7% prevalencia de enfermedad cerebro-vascular.

- El 67,0% reportó el uso de anteojos, gafas o lentes de contacto para mejorar su visión.

- El 27,2% de la población adulta mayor reportó deterioro auditivo. y el 2,6% de la reportó el uso de aparatos como audífonos para mejorar su audición.

- El 41,0% reporto síntomas depresivos.

En síntesis, desde la observación de estos determinantes en el Estudio Nacional de Salud, Bienestar y Envejecimiento (SABE), se puede inferir que la vulnerabilidad y el riesgo social de la población adulta mayor guarda estrecha relación con la probabilidad de sufrir discapacidad, por tanto, es importante que en los países como Colombia, se requiere de un mayor número de Instituciones educativas que contemplen la formación de personas en diferentes niveles de complejidad en torno al tema de la naturaleza del envejecimiento humano desde las especialidades médicas en geriatra y gerontología, hasta fisioterapeutas, enfermeras, psicólogos y trabajadores sociales que contemplen el estudio del envejecimiento como proceso del desarrollo humano que se debe abordar con rigurosidad, hasta tecnólogos y técnicos formados y certificados bajo la supervisión del Estado en el proceso de cuidado de esta población, comprendiendo el gran potencial que representa para el desarrollo de la comunidad las personas que envejecen gozando de una gran calidad de vida, pero que debe ser objeto de cuidado debido a diversos factores que la hacen vulnerable frente a diversos riesgos ligados a diversos factores naturales y sociales. En este sentido se ha de privilegiar la prevención como una condición de vida que se debe fomentar desde las edades más tempranas, adoptando hábitos que conduzcan a la reducción de los riesgos para las futuras generaciones de adultos que minimice los riesgos de vivir los años de senectud en situación de discapacidad.

Conclusiones

- El envejecimiento y la dependencia en América Latina y el Caribe representa un gran reto desde todo punto de vista socio político, considerando los múltiples desequilibrios sociales y económicos, que afectan a la población.

- El envejecimiento y la discapacidad son categorías sociales, ligadas a la salud y el desarrollo humano, determinantes para garantizar la calidad de vida de los conglomerados humanos en las próximas generaciones, a las cuales, se debe integrar una visión estratégica situacional que permita enfrentar desde las agendas políticas de salud pública de los países, componentes que respondan a los cambios inusitados del devenir en el desarrollo de los países.

- El número de personas en situación de discapacidad describe una tendencia creciente, debido en parte, al envejecimiento de la población, pues los adultos mayores constituyen en la actualidad, un segmento poblacional creciente a nivel mundial y son así mismo, proclives a experimentar un mayor riesgo de problemas de salud generadores de discapacidad.

- La protección integral del adulto mayor como lo ha trazado la Política Colombiana de Envejecimiento Humano y Vejez 2015-2024, se enfrenta a la dura realidad, en la cual, la población económicamente activa en la actualidad, presenta un grave déficit en aportes a pensión por diversas razones, entre estas la precariedad de los ingresos generales de la población, aunado al alto grado de informalidad en el empleo, lo que afecta con mayor intensidad al adulto mayor en situación de discapacidad que por años ha enfrentado la discriminación laboral.

- Es importante cambiar la perspectiva y el enfoque social, laboral, productivo y cultural que se tiene de la persona en situación de discapacidad y sus competencias, valorando de forma justa su potencial, pues como mencionamos anteriormente, esta población se encuentra expuesta a múltiples riesgos físicos, sociales y especialmente a la exclusión, que limita, su derecho a la igualdad de oportunidades, para el alcance de su desarrollo humano.

- Los países deben promover desde edades muy tempranas la adopción de hábitos de vida saludable y la construcción de una cultura de salud preventiva que genere cambios en la relación vejez y discapacidad para disminuir progresivamente la correlación entre estas dos variables.

- Como lo advierten los organismos multilaterales como la OMS, se debe promover la formación del talento humano, que aborde con rigurosidad científica, estrategias para mejorar la calidad de la atención en salud y el cuidado de las personas mayores.

- En Colombia la integración entre envejecimiento y discapacidad tiene un gran agravante pues el carácter estructural del conflicto armado agudiza el deterioro de la calidad de vida de este invisibilizado segmento de la población víctima de desplazamiento forzado y otras formas de violencia.

- En Colombia programas como "Colombia Mayor", representa un avance, reconocido a nivel Latinoamericano como condicionante para el mejoramiento de la calidad de vida de la población adulta mayor.

- Así mismo la estrategia del Fondo Nacional de Solidaridad, en su proceso de subsidiar los aportes a pensión a personas con dificultades relacionados con la cuantía y continuidad del ingreso, constituyen un avance significativo que se debe generalizar pues incluye de forma especial a las personas discapacitadas.

Referencias

Aranco N, Stampini M, Ibarrarán P, Medellín N. (2018). Panorama de envejecimiento y dependencia en América Latina y el Caribe. (Resumen de Políticas Nº IDB-PB-273). División de Protección Social y Salud, Banco Interamericano de Desarrollo. https://publications.iadb.org/publications/spanish/document/Panorama-de-envejecimiento-y-dependencia-en-America-Latina-y-el-Caribe.pdf

Banco Interamericano de Desarrollo. (2018). Desde el paciente. Experiencias de la atención primaria de salud en América Latina y el Caribe. Editorial BID. https://publications.iadb.org/publications/spanish/document/Desde-el-paciente-Experiencias-de-la-atenci%C3%B3n-primaria-de-salud-en-Am%C3%A9rica-Latina-y-el-Caribe.pdf

Consejo Privado de Competitividad (2019). Informe Nacional de Competitividad 2018-2019. https://compite.com.co/wp-content/uploads/2018/10/CPC_INC_2018-2019_Web.pdf

Comisión Económica para América Latina y el Caribe. (2018). Panorama Social de América Latina 2017. (LC/PUB.2018/1-P). Editorial CEPAL, https://repositorio.cepal.org/bitstream/handle/11362/42716/S1800002_es.pdf?sequence=7&isAllowed=y

Escuela Nacional Sindical (2019). 12° Informe Nacional de Trabajo Decente. Ediciones Escuela Nacional Sindical, http://www.ens.org.co/wp-content/uploads/2019/12/INFORME-DE-TRABAJO-DECENTE-2019.pdf

Fondo de Solidaridad (junio 20 de 2020) ¿Qué es el Fondo de Solidaridad Pensional?. https://www.fondodesolidaridadpensional.gov.co/fondo-de-solidaridad/que-es-el-fondo-de-solidaridad-pensional.html

Forero, L., Hoyos, S., Buitrago, V., Heredia, A. (2019). Maltrato a las personas mayores: una revisión narrativa. Universitas Medica 60(4). DOI: 10.11144/Javeriana.umed60-4.malt

Fundación Saldarriaga Concha (junio 20 de 2020) Maltrato y abandono en las personas mayores. https://www.saldarriagaconcha.org/maltrato-y-abandono-acechan-a-las-personas-mayores/

Fundación Saldarriaga Concha (junio 21 de 2020). Discapacidad e inclusión social en Colombia Informe Alternativo de la Fundación Saldarriaga Concha al Comité de Naciones Unidas sobre los derechos de las personas con discapacidad. https://www.saldarriagaconcha.org/wp-content/uploads/2019/01/FSC_Informe_Alternativo_Accesible_Final.pdf

Instituto Nacional de Medicina Legal y Ciencias Forenses—INMLCF/ Grupo Centro de Referencia Nacional sobre Violencia GCRNV (2018) Boletín estadística mensual junio 2018. Ediciones Instituto Nacional de Medicina Legal y Ciencias Forenses, https://www.medicinalegal.gov.co/documents/20143/217010/Boletin+mensual+junio-2018.pdf/57a48178-ba32-2725-caf2-27b9f2079114

Ministerio de Salud y Protección Social. (2015). Política Colombiana De Envejecimiento Humano Y Vejez 2015-2024. https://www.minsalud.

gov.co/sites/rid/Lists/BibliotecaDigital/RIDE/DE/PS/Pol%C3%ADtica-colombiana-envejecimiento-humano-vejez-2015-2024.pdf

Ministerio de Salud y Protección Social, COLCIENCIAS. (2015). SABE Colombia 2015: Estudio Nacional de Salud, Bienestar y Envejecimiento. https://www.minsalud.gov.co/sites/rid/Lists/BibliotecaDigital/RIDE/VS/ED/GCFI/Resumen-Ejecutivo-Encuesta-SABE.pdf

Ministerio de Salud y Protección Social. (2018). ABC de la discapacidad. https://www.minsalud.gov.co/sites/rid/Lists/BibliotecaDigital/RIDE/DE/PS/abece-de-la-discapacidad.pdf

Ministerio de Salud y Protección Social. Oficina de Promoción Social. (2019). Sala Situacional de la Población Adulta Mayor. https://www.minsalud.gov.co/sites/rid/Lists/BibliotecaDigital/RIDE/DE/PS/sala-situacional-poblacion-adulta-mayor.pdf

Oficina del Alto Comisionado de Naciones Unidas para los refugiados ACNUR (2011) Directriz de enfoque diferencial para el goce efectivo de derechos de las personas en situación de desplazamiento forzado con discapacidad en Colombia. https://www.acnur.org/fileadmin/Documentos/BDL/2011/ 7536.pdf

Organización Mundial de la Salud. (2015). Resumen Informe Mundial sobre el Envejecimiento y la Salud. https://apps.who.int/iris/bitstream/handle/10665/186471/WHO_FWC_ALC_15.01_spa.pdf;jsessionid=A5CAA6F48898BC7F63767989DEC56729?sequence=1

Organización Mundial de la Salud y Banco Mundial. (2011). Informe mundial sobre la discapacidad. https://www.who.int/disabilities/world_report/2011/summary_es.pdf?ua=1

Organización Mundial de la Salud. (junio 21 de 2020). Temas de salud, discapacidades. https://www.who.int/topics/disabilities/es/

Epílogo

Olga Suárez Landazábal
Líder grupo investigación EDUSAR

El envejecimiento de la población debe ser considerado uno de los mayores triunfos de la humanidad, pero, al mismo tiempo uno de los mayores desafíos. Sin embargo, llegar a la vejez no significa estar libre de enfermedades ya que la realidad muestra que muchas de ellas se verán afectadas por estas. Ante esta situación podría preguntarse ¿si las medidas de prevención de enfermedad han sido lo suficientemente eficaces para disminuir los riesgos de enfermar, o si la promoción de la salud ha logrado calar en la sociedad para hacerla consciente de la importancia del autocuidado?

Para el caso de Colombia, se observa que la discapacidad está presente en gran proporción en la población adulta mayor, especialmente para el caso de las mujeres, por tanto, se requiere trabajar fuertemente por un lado en la educación para prevenir el desarrollo de las enfermedades crónicas, ya que el estilo de vida tiene un peso fuerte en el desarrollo de ellas y por otra, en sistemas de salud que realmente estén enfocados en la promoción de la salud y prevención de la enfermedad, unido a servicios de calidad.

Con relación a la situación nutricional, la encuesta SABE muestran que la población de personas adultas mayores se encuentra expuesta a situaciones de riesgo y desnutrición con un 43,1% en riesgo de malnutrición, y un 60% de la población institucionalizada en desnutrición. La situación amerita orientar acciones que permitan consumir los tipos de comida necesarios para garantizar las recomendaciones de calorías, macronutrientes y micronutrientes y prevenir o mitigar las enfermedades crónicas no transmisibles.

La salud bucal es otro de los aspectos relevantes a considerar en la población adulta mayor, ya que esta hace parte de la calidad de vida. Sobresalen el edentulismo, la presencia de caries, la enfermedad periodontal, lesiones asociadas al uso de prótesis. Lo anterior implica fortalecer las medidas en el aspecto educativo, mediante la enseñanza de conductas de prevención y estilos de vida saludables.

La situación de la salud mental también es preocupante ya que el 41% de la población adulta mayor padece depresión, sumándose la falta de apoyo familiar que termina agudizando la problemática mental y llevando a la dependencia que en muchos casos amerita un cuidador, que generalmente es un familiar que no ha sido preparado para esta función y que hace evidente otro conflicto en la labor de atender al adulto mayor.

¿Ante el panorama anterior surge la inquietud si los sistemas de salud podrán seguir soportando una carga tan alta de personas adultas mayores enfermas? Definitivamente hay que buscar las estrategias para que las personas adultas mayores sigan siendo independientes y activos y aquí rescato la estrategia propuesta por la Organización Mundial de la Salud, OMS, el *envejecimiento activo.*

Las políticas y programas basadas en el envejecimiento activo mejorarán la salud, la autonomía y la productividad de los ciudadanos de más edad. Es necesario planificar y actuar especialmente en los países en vía de desarrollo, como es Colombia, para lograr que las personas mayores sigan sanas y económicamente activas; esto no es un lujo es una necesidad.

Hay que tener presente, además, que en estos países los patrones de enfermedad corresponden a las condiciones de vida y del trabajo, donde las enfermedades crónicas (como las cardiopatías, cáncer y depresión) son cada vez más causas de mortalidad y discapacidad. Por otra parte, el peso de las enfermedades no contagiosas, los trastornos mentales y las lesiones han venido en aumento, ya que para el año 1995, para los países en vía de desarrollo correspondían al 51% y para el año 2020 se espera que sea de alrededor 70%. (OMS, 2001).

De acuerdo con la situación de salud de las personas adultas mayores en Colombia, se deben promover estilos de vida saludables desde edades tempranas y una cultura de la salud preventiva que genere cambios y disminuya la proporción de las condiciones de salud. Igualmente se debe promover la formación del talento humano en atención en salud y el cuidado de las personas mayores. En esta dirección se ha planteado la "Política colombiana de envejecimiento humano y vejez 2015–2024", en el eje denominado: Envejecimiento Activo, Satisfactorio y Saludable y así garantizar calidad de vida a lo largo de las diferentes trayectorias de vida para mantener a las y los colombianos sanos y productivos, pero aún queda mucho por hacer.

Referencias

Organización Mundial de la Salud, OMS. (2001). Boletín sobre el envejecimiento. Perfiles y tendencias. https://www.imserso.es/ imserso_01/documentacion/publicaciones/publicaciones_periodicas/bole tin_envejecimiento/2001/index.htm

www.ingramcontent.com/pod-product-compliance
Lightning Source LLC
Chambersburg PA
CBHW070353220526
45467CB00001B/369